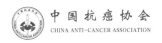

中国抗癌协会
CHINA ANTI-CANCER ASSOCIATION

MR检查

中国肿瘤整合诊治技术指南（CACA）

CACA TECHNICAL GUIDELINES FOR HOLISTIC INTEGRATIVE MANAGEMENT OF CANCER

2023

丛书主编：樊代明

主　编：孙应实　洪　楠　顾雅佳

　　　　刘玉林　刘　颖　张红梅

U0244801

天津出版传媒集团

天津科学技术出版社

图书在版编目（CIP）数据

MR检查 / 孙应实等主编 . -- 天津 : 天津科学技术
出版社, 2023.5
（"中国肿瘤整合诊治技术指南（CACA）"丛书 /
樊代明主编）
ISBN 978-7-5742-1145-2

Ⅰ. ①M… Ⅱ. ①孙… Ⅲ. ①肿瘤—核磁共振成象—
诊断学 Ⅳ. ①R739.404

中国国家版本馆CIP数据核字(2023)第077124号

MR检查
MR JIANCHA
策划编辑：方　艳
责任编辑：胡艳杰
责任印制：兰　毅
出　　版：天津出版传媒集团
　　　　　天津科学技术出版社
地　　址：天津市西康路35号
邮　　编：300051
电　　话：(022)23332695
网　　址：www.tjkjcbs.com.cn
发　　行：新华书店经销
印　　刷：天津中图印刷科技有限公司

开本 787×1092　1/32　印张 12.125　字数 170 000
2023年5月第1版第1次印刷
定价：138.00元

编委会

丛书主编

樊代明

主　编

孙应实　洪　楠　顾雅佳　刘玉林　刘　颖　张红梅

副主编

孙文阁　孙　楠　张晓燕　曲金荣　陈　雷　于　韬
童　彤　邱建星　程晓光　郎　宁

秘　书

管　真　孙瑞佳

编　委（以姓氏拼音为序）

白　旭　曹务腾　常瑞萍　陈长春　陈　浩　陈　雷
陈麦林　陈世林　陈　迢　陈学军　程晓光　褚福宁
丁　婕　董江宁　董　越　段　青　冯　峰　高　歌
龚静山　管　真　贺瑶瑶　洪　楠　胡　硕　胡晓欣
胡玉川　郎　宁　李焕焕　李　倩　李清扬　李　玮
李文武　李晓君　李晓婷　李　媛　梁秀芬　林光武
刘佩芳　刘　伟　刘晓航　刘　颖　刘玉林　刘泽群
卢巧媛　罗德红　罗娅红　满江红　孟晓春　彭卫军
慕维维　邱建星　曲金荣　任　克　邵国良　史燕杰

史　卓　　宋　彬　　苏丹柯　　苏永彬　　孙　佳　　孙　楠
孙瑞佳　　孙文阁　　孙应实　　童　彤　　王　玮　　王　铮
魏　玺　　文　智　　吴佳奇　　武全玉　　吴静云　　吴　薇
夏黎明　　肖　勤　　谢传淼　　解添淞　　徐辉雄　　徐仁根
杨国仁　　杨　凯　　杨　健　　杨晓棠　　杨正汉　　叶　枫
于小平　　于　韬　　袁子龙　　张宏凯　　张红梅　　张　换
张惠茅　　张建华　　张建新　　张久权　　张　强　　张　薇
张晓燕　　张修石　　张宇威　　赵继红　　赵可可　　赵　强
赵心明　　朱海滨　　朱海涛

目录 Contents

第七章　直肠肿瘤 ··············101

第八章　　肝胆肿瘤 ································ 117

第十一章　卵巢肿瘤 ·······················175

第十六章　前列腺肿瘤 ·················261

第一章

肿瘤MR诊断概述

一、MR技术发展沿革

磁共振成像（magnetic resonance imaging，MRI）的物理学基础是核磁共振（nuclear magnetic resonance，NMR）现象，为消除因"核（nuclear）"一词引发的辐射担心，学界将核磁共振成像改称为磁共振成像。

1946年，美国斯坦福大学的费利克斯·布洛赫（Felix Bloch）和哈佛大学的爱德华·米尔斯·珀塞尔（Edward Mills Purcell）同时发现了著名的核磁共振现象，两位科学家也因此荣获1952年诺贝尔物理学奖。最初MR主要广泛用在化学和物理学领域，直到20世纪70年代早期，才被用到医学领域。1967年，Jasper Jackson首先在动物身上获得活体组织磁共振信号，使MR有可能用于人体检测。1971年，美国纽约州立大学的雷蒙德·达马迪安（Raymond Damadian）提出，利用核磁共振波谱仪测得组织弛豫时间，可用于区分恶性肿瘤和正常组织。1973年，纽约州立大学石溪分校的物理学家保罗·劳特伯（Paul C.Lauterbur）利用梯度磁场解决了磁共振信号空间定位问题，并首次获得水模的二维MR影像，奠定了MR在医学领域的应用基础。2003年，保罗·劳特伯和英国诺丁汉大学教授彼得·曼斯菲尔德

（Peter Mansfield）共同荣获诺贝尔生理学或医学奖，以表彰他们在 MR 研究方面的重大发现。1974 年，理查德·恩斯特（Richard Ernst）提出傅立叶转换方法替代投影重建技术，进一步推动了 MR 发展，他也因此于1991 年，获得了诺贝尔化学奖。1977 年彼得·曼斯菲尔德提出平面回波成像（echo planar imaging，EPI），至今依然是最快 MR 信号采集方式。1980 年 12 月 3 日，科学家保罗·劳特伯和同事在荷兰中心实验室得到了第一幅人类头部 MR 图像，一年后又成功采集到第一幅二维傅立叶变换后图像。1980 年，FONAR 生产了世界上首台商业化全身 MR 设备，并于 1984 年获美国 FDA 认证。1982 年，国际磁共振学会正式成立，加快了这种新技术在医学诊断和科研单位的应用步伐。随后，国内外各大医疗设备厂家纷纷致力于研制、推出自己的 MR 商用产品，MR 目前已成为重要的医疗诊断设备之一。

近年，随着计算机技术进一步提高，MR 设备迅猛发展，追求高分辨、高信噪比、高敏感性的磁共振检测。2001 年，GE 公司推出的 Signa TwinSpeed 双梯度系统 MR 设备既满足了特殊检查序列对高梯度场强及高梯度切换率的需求，又减少大部位扫描时对患者周围神经的刺激症状。2017年，全球首台可用于临床的7.0 T磁共振MAGNETOM Terra正式取得CE认证。以往研究显示7T可提供数倍于传统磁共振信噪比和空间分辨率，在临床应用上具有极大潜力。2017年12月，10.5 T MR设备首次被用于人体试验。2021年，上海联影公司生产的全球首台5.0 T人体全身MR系统完成首次人体扫描，经国家药品监督管理局审查，于2022年获批创新产品注册申请。在发展超高场MR设备同时，超极化MRI设备因其高信噪比、高敏感性特点成为国内外研究新热点。

二、MRI设备种类

医用磁共振设备种类：MRI设备由主磁体系统、梯度系统、射频系统、图像处理、计算机系统及相关附属设备构成。主磁体作为磁共振设备重要组成部分，可分为永磁体、常导型磁体、超导型磁体。永磁体由磁性物质构成，安装、维护费用低，但其热稳定性及磁场稳定性均较差，多为低场设备，一般应用于磁共振介入治疗。常导型磁体用恒定的电流励磁，要求电流源高度稳定，耗电量大，产热多，目前临床应用极少。超导型磁体中，超导电流一旦形成，即可持续维持，具备高稳定性、高磁场均匀性特点，能够产生强磁场。目前超导型磁共振临床应用广泛。根据主磁场强度大小，可分为低场（0.1~0.5 T）、中场（0.5~1 T）、高场（1.5~3.0 T）、超高场（3 T以上）MR设备，主磁场强度决定MR系统的性能。目前临床已基本不用小于0.1 T超低磁场MRI系统，1.5 T MR设备成像技术最为成熟，是磁共振市场主流产品，同时3.0 T MRI设备所占份额在逐步增加。7 T以上MR系统主要还用于科学研究。

MR系统可分为临床应用型和基础研究型，前者又分为全身扫描多功能型机和局部扫描专用型机，多功能型机应用广泛，专用型机有头部专用机、四肢关节专用机、乳腺专业机及前列腺专用机等。按成像设备用途，又分为诊断专用机、手术专用机等。

三、磁共振成像基本原理

MR是生物组织中自旋原子核（氢原子）在磁场及射频场共同作用下，产生磁共振信号，通过处理形成图像的技术。任何物质都由分子组成，分子由原子组成，原子又由原子核和绕核运动的电子组成。原子核不是固定不变的，而是不停地类似地球一样围绕一个轴以一定频率做自旋运动，称为"自旋"（spin）。原子核带正电荷，随之旋转的电荷则产生电流，根据法拉第（Faraday）电磁原理可知，通电环形线圈周围都有磁场存在，因此原子核自身具有磁性，在其周围产生微小磁场，并有磁矩。原子核磁矩是矢量，具有方向和大小，用μ表示。目前生物组织磁共振成像主要是1H成像。角动量是磁性强度的反应，角动量大，磁性就强。一个原子核的角动量约为1.41×10^{-26} T（tesla）。

在无磁场情况下，自旋中磁矩的方向是杂乱无章的。当人体处于强大外加磁场（B_0）中时，体内原子核将发生显著磁性改变。角动量方向将受到外加磁场（也称静磁场）影响，趋向于与外加主磁场平行的方向。把这群质子自旋角动量产生的净值称为磁矩，它的方向与外加磁场方向一致。在磁矩作用下，原子核自身旋转同时又以B_0为轴做类似陀螺的旋转运动，此称进动。B_0越强大，进动频率越高，B_0方向上的磁矩值就越大，因此产生磁共振信号会越强。与B_0强度相对应的进动频率称为拉莫尔（larmor）频率。

当在B_0作用下以某一恒定频率进动的磁矩，受到另一个磁场（B_1，射频磁场）重复作用时，若B_1频率与磁矩进动拉莫尔频率一致，且方向与B_0垂直，进动的磁矩将吸收能量，产生共振，B_1强度越大，进动角度改变越快，但频率不会改变，此为磁共振物理现象。从外加 B_1 消失开始，共振质子从高能量状态恢复至发生共振前的磁矩状态为止，整个变化过程称为弛豫。纵向弛豫是一个从零状态恢复到最大值的过程，人为地把纵向磁矩恢复到原来值的63%时所需要时间定为 T_1 时间，也叫 T_1 值。横向弛豫是一个从最大值恢复至零状态的过程。将横向磁矩减少至最大值时的37%时所需要时间定为 T_2 时间，也叫 T_2 值。横向弛豫与纵向弛豫是同时发生的。

组织受射频脉冲激励后产生横向磁化矢量Mxy能被位于被检体周围的接收线圈接收到并产生随时间变化的感应电流，此即为MR信号。在此过程中，质子吸收的能量将通过与激发射频脉冲频率相同的电磁波来释放，这个释放的电磁波也叫回波。由于感应电流是原子核自由进动而产生的，并随时间延长而衰减，所以称为自由感应衰减（free induction decay，FID）。

磁共振通过梯度磁场与射频场的结合可将人体组织器官分成许多具有一定层厚的断面。通过电脑控制启动梯度磁场横轴位（Gz）、矢状位（Gx）和冠状位（Gy）某一轴上的梯度场即可。采集第一层面图像时，采用与第一层梯度强度所对应的射频频率进行激发，射频停止后将出现具有特定频率的回波信号，被计算机确定为第一层面质子的信号进行成像；如此重复，直到最后一层。然后在y轴的上下方向上施加第二个梯度磁场（相位编码梯度磁场），将上下空间位置的体素用不同相位状态来分辨。当激发梯度磁场y轴相应平面的射频激发停止后，立即在这一排像素所在方向上再施加另一梯度磁场，称为频率编码梯度磁场。使这一排上处于不同位置的质子在弛豫过程中出现频率不同，计算机可识别此频率的差异而确定不同质子的位置。

在计算机中按相位和频率两种坐标组成了另一种虚拟的空间位置排列矩阵，这个位置不是实际的空间位置，只是计算机根据相位和频率不同而给予的暂时识别定位，这就是"K空间"。然后运用傅立叶转换技术将以上的K空间信息逐行、逐点地解析和填补到真正空间位置上，形成很多幅反映信号强弱的MR图像。

在MR过程中反复施加的射频脉冲、快速切换的梯度磁场、信号采集在时间顺序上的排列组合称作脉冲序列。不同序列选择以及不同参数选择可以获得不同权重和不同特点的图像。MR脉冲序列分类方法有多种，按采集信号类型分：①自由感应衰减序列（free induction decay，FID）；②自旋回波类序列（spin echo，SE），包括自旋回波类序列、快速自旋回波类序列及某些反转恢复脉冲序列。优点：序列结构比较简单，信号变化容易解释；图像具有良好信噪比、组织对比良好；对磁场不均匀敏感性低，磁化率伪影很轻微。缺点：90°脉冲能量较大，纵向弛豫需要的时间较长，需采用较长TR；体部MR时容易产生伪影；难以进行动态增强扫描。③梯度回波类序列（gradient recalled echo，GRE），最常用的快速成像序列之一，利用梯度场反向切换产生回波。结构特点：短TR和小的翻转角；成像速度快，对大关节、半月板、脊柱、椎间盘及陈旧性出血显示较好；对磁场不均匀性敏感。④杂合序列。同时有自旋回波和梯度回波的序列。

四、磁共振成像特点及局限性

（一）MR的特点

（1）多方位、多序列、多参数、多对比成像，可提供丰富诊断信息。

（2）不使用对比剂即可获得血管成像。

（3）能检测人体功能及代谢信息并可进行定量成。

（4）无电离辐射，一定条件下可进行介入MR治疗。

（5）无骨伪影的干扰，后颅凹病变等清晰可见。

（二）MR 的局限性

（1）成像速度慢，检查时间长。

（2）常规序列对钙化灶和骨皮质病变不够敏感。

（3）图像易受多种伪影因素影响。

（4）禁忌证比较多。

五、MR 适应证和禁忌证

（一）适应证

1.中枢神经系统疾病

中枢神经系统疾病是 MR 的最佳适应证。适用于脑先天性疾病、脑血管病、脑外伤、脑代谢性疾病、脑肿瘤及感染性等多种病变。多种序列对神经系统病变具较高敏感性。比如 DWI 对超急性期脑梗死的检测，SWI 序列对微出血的显示，MRA 和 MRV 序列能很好地诊断颅内动静脉病变等，而结合亮血技术和黑血技术能很好地观察头颈部血管壁血栓等病变，MRS 则是唯一无创反映组织代谢的技术，适用于病灶性质的确定。

2.颅颈部疾病

由于 MR 不产生骨伪影干扰，所以对后颅凹及颅颈交界区病变显示更为清楚，为眼眶、颌面部、耳鼻咽喉、颈部淋巴、甲状腺及一些血管病变等的诊断提供可靠信息。对视神经病变、眼眶占位、甲状腺相关性眼病等，MR是重要检查方式。此外，听神经病变检查、内耳水成像等具有重要应用，鼻窦、鼻咽部、颈部及颌下腺等相关病变，MR也作为首选检查方式。

3.胸部疾病

由于纵隔内血管的流空效应及脂肪的高信号衬托，形成磁共振图像良好对比，诊断纵隔占位性病变优于CT。同时，适用于肺动静脉（包括注射对比剂和不注射对比剂）、胸膜和胸壁等的检查。但肺内低质子密度、呼吸运动伪影等影响，其对肺内小结节等诊断不如CT。

MR具有极好的软组织分辨力，非常适用于乳腺的影像学检查。专用乳腺线圈、快速序列和造影剂的应用，对乳腺良恶性肿瘤的诊断和鉴别诊断、乳腺癌分期、治疗后随访及预后评估等都有很大价值。

4.心脏、大血管疾病

利用自旋回波的黑血效应及梯度回波的亮血效应特点，MR可清楚显示心脏各房室腔、胸主动脉、肺动脉、瓣膜、心肌和心包的正常解剖和病变。3D CE-MRA对显示复杂心脏大血管解剖及定量测量心脏体积和重量有较高临床价值。MR心脏电影可动态显示心肌收缩和舒张运动，包括心脏瓣膜运动、血流动力学和心肌收缩等，可全面准确评估心脏功能，如收缩末期及舒张末期容积、射血分数和每搏输出量等。MR血流定量技术可测定血流速度、方向和血流量。心肌灌注和延迟强化成像能反映心肌局部组织血液灌注，可用于评价心肌缺血状态。

5.肝、胆、脾、肾、腹膜后疾病

MR具有极好软组织对比和三维成像能力，可清晰显示器官解剖、确定病变起源及其与周围组织关系，对腹部脏器疾病发现更敏感、更准确，可做出比较明确的定位、定性及定量诊断。对良、恶性病变的鉴别诊断优于CT。由于MR多序列多参数成像特点，其对肝脏占位性病变、血管瘤、囊肿、肝硬化、病毒性肝炎、肾脏及腹膜后和脾脏病变等具极高诊断价值。

6.胰腺、胆管病变及输尿管病变

结合肝脏扫描序列，采用薄层扫描及磁共振胰胆管成像（magnetic resonance cholangiopancreatography，MRCP）序列对胆管、胆囊、胰腺等疾病诊断有一定帮助，MRI能清晰显示胆管扩张、结石，能区分正常胰腺、胰腺炎、胰岛细胞瘤和胰腺肿瘤等。肾脏周围脂肪能与肾脏形成对比，结合脂肪抑制技术，MR对泌尿疾病诊断有重要价值。磁共振尿路成像（magnetic resonance urography，MRU）对输尿管梗阻与狭窄、肾积水等诊断有很大帮助，与静脉肾盂造影、逆行肾盂造影两者具互补作用。MRU对泌尿系结石诊断价值不及CT。

7.盆腔病变

MRI能清楚地显示盆腔解剖结构。对盆腔肿瘤、炎症、转移瘤、淋巴结等病变，能提供丰富影像学资料，是最佳影像学诊断手段。此外，对男性生殖系统，采用小视野扫描，MR能清楚显示前列腺、阴茎、阴囊、精囊、睾丸及附睾等病变；同时能明确病变性质、范围，尤其有助恶性肿瘤分期。对女性患者，能清楚显示子宫及附件病变，尤其在显示先天性子宫发育异常、评估子宫恶性肿瘤及附件肿物定性诊断方面更有价值。

8.四肢、关节病变

MR作为关节损伤的主要影像学检查方法，可清楚显示韧带、肌腱、半月板、关节软骨、关节囊及关节液等正常结构与病变，能比其他影像学方法更早发现骨及关节软骨变性与坏死。同时有利诊断及鉴别诊断肌肉骨骼系统的炎症、结核、无菌坏死、退变及良恶性肿瘤。

9.脊柱及外周神经病变

MR具有极高组织分辨力，同时多参数任意断面成像，且不产生骨伪影，是脊柱脊髓及外周神经病变最佳检查方式。脊柱退行性病变、椎间盘突出、椎体骨折、脊髓损伤、脊柱脊髓肿瘤性病变等，都是MR适应证。TIM线圈结合影像拼接技术，使全脊柱磁共振成像成为可能，为脊柱侧凸等病变提供影像学资料。磁共振脊髓成像（magnetic resonance myelography，MRM）序列无创脊髓造影，有效显示神经根等。磁共振神经成像（magnetic resonance neurography，MRN）技术则为神经成像提供基础，施加脂肪抑制技术，3D SPACE和3D DESS等序列可有效诊断臂丛神经、腰骶丛神经和坐骨神经等病变。

（二）禁忌证

MR是利用磁场与特定原子核的磁共振作用所产生的信号成像，MR系统强磁场和射频场有可能使心脏起搏器失灵，也易使各种金属性体内植入物移位，在激励电磁波作用下，体内金属还会发热而造成伤害。因而MR检查有绝对和相对禁忌证。

1.绝对禁忌证

（1）植入电子耳蜗、磁性金属药泵、神经刺激器等电子装置者。

（2）妊娠3个月内受孕初期者。

（3）眼眶内磁性金属异物。

（4）心脏植入非MR兼容性电子设备：起搏器、植入式心律转复除颤器ICD等。

2.相对禁忌证

（1）颅内动脉瘤夹：强铁磁性材料禁止MR检查；非铁磁性或弱铁磁性材料可行1.5 T的MR检查。

（2）换有人工金属心脏瓣膜患者：几乎所有都是MR安全的，但由于不同厂家产品差异性，需与厂家确认。

（3）骨科植入物：早年国产不锈钢固定物可能有移位风险。需要告知患者并取得知情同意。

（4）外科和介入所用器材非铁磁性器材、钛合金放射粒子壳植入后行MR是安全的。

（5）危重及高热病人。

（6）幽闭恐惧症病人及不合作的小儿应给予适当镇静剂。

第二章

脑肿瘤

一、MR检查方法与操作流程

(一)技术特点

脑肿瘤，也称颅内占位性病变。一般分为原发和继发两大类。①原发性颅内肿瘤可发生于脑组织、脑膜、颅神经、垂体、血管残余胚胎组织等。②继发性肿瘤指身体其他部位的恶性肿瘤转移或侵入颅内形成的转移瘤。MR具有较高的软组织对比度，3.0 T多通道线圈提供充足信噪比及空间分辨率，除常规扫描序列外，MR还可以进行多种序列的脑肿瘤功能成像，因此脑肿瘤MR成像不但能够清晰显示肿瘤位置、大小、形态、水肿、占位效应及强化特点，还能进一步获取肿瘤组织的灌注、代谢等信息。

(二)注意事项

按MR检查禁忌证做相关检查前准备，尤其要去掉义齿、发卡及颅脑附近相关饰物方可进行检查，以避免产生不必要的金属伪影，影响诊断。小儿、不合作患者及幽闭恐惧症者应给予镇静剂，入睡后方可检查，以避免扫描过程中出现运动伪影（可使用螺旋桨成像技术扫描，降低轻微运动所导致的运动伪影）。急危重病人应由临床医师陪同，抢救器械和药品必须齐备在扫描室外就近。

可根据实际情况，在满足临床诊断的前提下，使用快速扫描序列扫描。

（三）适应证

经临床确诊或怀疑脑肿瘤者，需进行影像学鉴别、评估，制定治疗方案。脑肿瘤患者治疗后，需进行疗效评估。脑肿瘤患者术后怀疑局部复发。

二、基础序列技术参数及质控要求

（一）基础序列关键技术参数

表1　基础序列关键技术参数

	名称	方位	TR (ms)	TE (ms)	TI (ms)	层厚 (mm)	矩阵	FOV (cm)
1	FSE T$_2$WI	Ax	3000~5000	90~110		5	≥352×256	24
2	SE T$_1$WI	Ax	400~600	Min full		5	≥352×224	24
3	T$_1$ FLAIR	Ax	1800~2500	20	750	5	≥352×256	24
4	T$_2$ FLAIR	Ax	6000~10000	120	2250	5	≥352×256	24
5	DWI	Ax	5000	Min	b=0,1000 s/mm^2		≥128×128	24
6	FSE T$_2$WI	Sag	3000~5000	90~110		5	≥352×256	24
7	FSE T$_1$WI+C	Ax	400~600	Min full		5	≥352×224	24
8	FSE T$_1$WI+C	SAG	400~600	Min full		5	≥352×224	24
9	FSE T$_1$WI+C	Cor	400~600	Min full		5	≥352×224	24
10	3D CUBE T$_1$	Ax	500	15		1.2	≥352×352	24

备注：2D FSE T$_2$WI：最基本的扫描序列之一，脑脊液呈高信号，可

联合螺旋桨扫描技术。2D SE T_1WI现多被T_1 FALIR取代，SE T_1WI现用常用于新生儿脑组织的研究。脑脊液呈低信号。T_1 FALIR图像灰、白质对比度较常规SE序列高。T_2 FLAIR较T_2WI更容易显示多发性硬化、脑白质脱髓鞘等病变。为减小变形，DWI横断面扫描的相位编码方向为前后方向。3D薄层T_1扫描可基于可变翻转角的3D FSE（GE CUBE、西门子SPACE、飞利浦VISTA等）或者3D GRE（GE BRAVO、西门子MPRAGE、飞利浦3D T_1–TFE等）等序列成像。

（二）基础序列质控要求

1.Ax/SAG T_2 FSE

（1）扫描范围：以三平面做定位参考像，扫描线在冠状面定位平行于两侧颞叶底部，以保证颅脑结构在图像上左右对称；在矢状面定位像上扫描线应平行于前颅凹底，与前、后联合的连线平行。扫描范围从后颅窝底到颅顶，扫描20~24层。为了组织的信号对比分析，同一方位的不同序列之间其扫描层面要保持一致。矢状位定位以轴位、冠状位做参考像，在轴位定位像上与大脑纵裂平行，在冠状位定位像上与大脑纵裂及脑干平行。扫描范围左右包全颅脑。

（2）对比度：有效TE为90~110 ms，相位回聚脉冲角度大于或等于130°。

（3）清晰度：FOV24 cm，层面内矩阵≥352×256，

层厚5 mm。

（4）伪影控制：可使用螺旋桨成像技术降低运动伪影。

2.Ax T_1 FLAIR

（1）扫描范围：复制Ax T_2 FSE扫描范围。

（2）对比度：TI为750 ms左右。建议使用2次采集增加灰白质对比度。

（3）清晰度：FOV24 cm，层面内矩阵≥352×256，层厚5 mm。

（4）伪影控制：可使用螺旋桨成像技术降低运动伪影。

3.Ax T_2 FLAIR

（1）扫描范围：复制Ax T_2 FSE扫描范围。

（2）对比度：TI为2000~2250 ms。必须使用大于或等于2的采集模式确保彻底抑制自由水，TR时间约为4×TI。

（3）清晰度：FOV24 cm，层面内矩阵≥352×256，层厚5 mm。

（4）伪影控制：可使用螺旋桨成像技术降低运动伪影。

4.Ax DWI

（1）扫描范围：复制 Ax T$_2$ FSE扫描范围。

（2）b值选择：选择0，1000或者50，1000均可，想得到更为精确ADC图像，也可以选用多个b值。

（3）信噪比：为保证充足的信号强度，扫描视野设定24 cm，层厚5 mm，激励次数设置为2。

（4）伪影控制：图像无变形，无伪影。确认频率编码方向为R/L。

5.Ax T$_1$ FLAIR +C

（1）扫描范围：复制 Ax T$_2$ FSE扫描范围。

（2）伪影控制：添加饱和带，可有效减轻血管搏动伪影。

6.SAG T$_1$ FLAIR FSE+C

（1）扫描范围：复制 SAG T$_2$ FSE扫描范围。

（2）伪影控制：添加饱和带，可有效减轻血管搏动伪影。

7.COR T$_1$ FLAIR FSE+C

（1）扫描范围：在轴位定位像上，扫描线与大脑纵裂垂直，在矢状位定位像上与脑干平行。扫描范围包全颅脑。

（2）伪影控制：添加饱和带，可有效减轻血管搏动伪影。

8.3D 薄层 T_1 扫描序列

（1）扫描范围：同 Ax T_2 FSE 扫描范围。

（2）伪影控制：采用各向同性的薄层 3D 序列，扫描完成后可做任意方位重建，并且可有效改善其血管搏动伪影对图像造成的影响。

三、提升序列技术参数及质控要求

（一）提升序列关键技术参数

表2　提升序列关键技术参数

名称	方位	FOV(cm)	TE(ms)	层厚/间隔(mm)	矩阵	激发次数/脂肪抑制	频率方向	带宽 kHz/像素带宽 Hz/pixel
1 颅脑增强(PWI)灌注成像	Ax	24	Min	5/1	96×128	1	R/L	250/1500~2500
2 颅脑非增强灌注成像(3D ASL)	Ax	24	Min	4/0	128×128	3	—	62.5/2068
3 MRS(单体素或者多体素，2D或者3D)	Ax	24	35/144/288	2	单体素1×1 多体素18×18	单体素8/水抑制 多体素1/水抑制	A/P	—
4 磁敏感加权成像 SWIp	Ax	24	7.2	2	383×320	1	A/P	41.67/255

名称	方位	FOV（cm）	TE（ms）	层厚/间隔（mm）	矩阵	激发次数/脂肪抑制	频率方向	带宽kHz/像素带宽Hz/pixel
5 IVIM	OAX	24	Min	5/1	128×128	0,1000	R/L	250/1500~2500
IVIM b值设定/NEX	0/1,20/1,50/1,70/1,100/1,200/1,400/2,800/2,1000/4,1200/4,1500/6							

备注：MRS成像时，TE值为144，波谱曲线中乳酸的峰指向下方；当TE值为288时，乳酸的峰指向上方。通过选择不同的TE值，可以鉴别是否含有乳酸成分。Freq及Phase的值可以增大（18）或减小（12）。增大可以减小体素的体积，但会增加扫描时间；减小可以增大体素的体积，缩短扫描时间。

磁敏感加权成像序列有GE SWAN、西门子SWI、飞利浦SWIp等，表中参数以飞利浦SWIp为例。

（二）提升序列质控要求

1.PWI灌注成像

（1）时间分辨率：灌注对时间分辨率要求较高，每期时间应控制在2 s以内，即TR<2000，时间越短，分析结果越准确。

（2）一共扫描40期动态，总时间大于1 min，团注造影剂通过大脑大约需要10 s，通常1 min后在体内达到平衡。

（3）对比剂使用标准剂量 0.1 mmol/kg，跟随 20 mL 盐水，注射速度大于或等于 4 mL/s。开始扫描后 5 s 注射对比剂。

（4）后处理获得相对脑血流量 CBF、相对脑血容量 CBV、平均通过时间 MTT、达峰时间 TTP 等参数信息。

（5）诊断意义：注射外源性对比剂，通过检测带有对比剂的血液首次流经受检组织时引起组织的信号强度随时间的变化来反映肿瘤组织的血流动力学信息。

2.3D ASL

（1）扫描范围：垂直轴位扫描，下缘枕大孔下缘，上缘包括上矢状窦。扫描 ASL 患者对患者摆位要求高，必须正位，不能偏移，图像上轴位及冠状位左右对称。

（2）推荐使用自旋回波序列及 pCASL 技术采集，PLD 时间为 1800~2500 ms（可根据需要进行选择：血流速度快，PLD 选择小，速度慢，PLD 选择大，通常正常成年人选择 1800~2000 ms）。

（3）诊断意义：可重复、简单、快速、无创地获取脑肿瘤组织灌注信息。

3.MRS

（1）扫描范围：常规先做普通扫描，然后根据扫描所得到的图像进行空间精确定位波谱检查。

（2）感兴趣区大小的选择：原则上感兴趣区太小，扫描时间长，所得信号相对低；反之，感兴趣区过大，则易受所测组织之外脂肪、骨骼及液体的污染，谱线变形。目前，1H谱感兴趣区最小可达1 mm。

（3）匀场：波谱的信号比和分辨率部分取决于谱线线宽，谱线线宽受原子核自然线宽及磁场均匀度的影响，内磁场均匀度越高，线宽越小，基线越平整光滑。

（4）诊断意义如下。

1）N-乙酰基天门冬氨酸（NAA），正常脑组织第一大峰，位于2.02~2.05 ppm，仅存在于神经元内，而不会出现于胶质细胞，是神经元密度和生存的标志。

2）肌酸（Creatine），正常脑组织的第二大峰，位于3.03 ppm附近；峰值一般较稳定，常作为其他代谢物信号强度的参照物。

3）胆碱（Choline），位于3.2 ppm附近，评价脑肿瘤的重要共振峰之一，快速细胞分裂导致细胞膜转换和细胞增殖加快，胆碱峰增高。

4）乳酸（Lac），位于1.32 ppm，由两个共振峰组成，TE=144，乳酸双峰向下；TE=288，乳酸双峰向上；

正常情况下，细胞代谢以有氧代谢为主，检测不到Lac峰，此峰出现说明细胞内有氧呼吸被抑制，糖酵解加强。

5）脂质（Lip），位于1.3 ppm、0.9 ppm、1.5 ppm和6.0 ppm，频率与Lac相似，可遮蔽Lac峰；此峰多见于坏死脑肿瘤。

6）肌醇（mI），位于3.56 ppm，是激素敏感性神经受体的代谢物，mI含量的升高与病灶内的胶质增生有关。

4.SWI

（1）扫描范围：采用横轴位扫描，复制Ax T_2扫描范围，矢状面可调整角度避开颅底结构。

（2）图像参数特点：为了显示非常微小的静脉网，必须使用高分辨率薄层扫描。长TE时间以增加$T_2×$对比度，层数与扫描时间相关。

5.IVIM

（1）扫描范围：复制AX DWI扫描范围，将层数减少到覆盖肿瘤局部。

（2）诊断意义：功能成像方法，兼顾DWI评价肿瘤活性的优势，尤其是放化疗后疗效评价，以及有无活性残留；还能评价血管灌注。

四、各序列观察要点及诊断要点

(一) Ax、SAG T$_2$ FSE

（1）观察要点：图像无明显各种运动伪影。图像内组织结构清晰显示，肿瘤与邻近正常脑组织对比明显。

（2）诊断意义：观察肿瘤位置。

(二) Ax T$_1$ FSE/ T$_1$ FLAIR

（1）观察要点：图像无明显各种运动伪影。图像内组织结构清晰显示，肿瘤与邻近正常脑组织对比明显。

（2）诊断意义：观察肿瘤位置，T$_1$ FLAIR序列能提供更高的图像对比度。

(三) Ax T$_2$ FLAIR

（1）观察要点：图像无明显各种运动伪影。图像内组织结构清晰显示，肿瘤与邻近正常脑组织对比明显。

（2）诊断意义：抑制在常规 SE 或 FSE T$_2$WI 像上表现为高信号的脑脊液，以防邻近脑室及蛛网膜下腔内的病灶被高信号的脑脊液所掩盖。更有利于肿瘤组织的显示。

(四) Ax DWI

（1）观察要点：图像无变形，高 b 值图像有足够信噪比。

（2）诊断意义：有助于肿瘤的诊断及鉴别诊断。

（五）Ax、SAG、Cor T_1 FSE+C

（1）观察要点：图像无明显各种运动伪影。图像内组织结构清晰显示，肿瘤与邻近正常脑组织对比明显。

（2）诊断意义：注射对比剂后，会增加肿瘤组织与正常脑组织间的对比，提升小病灶的检出率。

（六）Ax T_1 3D+C

（1）观察要点：图像无明显各种运动伪影。图像内组织结构清晰显示，肿瘤与邻近正常脑组织对比明显。

（2）诊断意义：3D薄层扫描能够提升小病灶的检出率。

（七）Ax IVIM

（1）观察要点：图像无变形，无伪影，信噪比足够。

（2）诊断意义：功能成像方法，兼顾DWI评价肿瘤活性的优势，尤其是新辅助治疗后疗效评价，以及有无活性残留；评价肿瘤毛细血管灌注。

第三章

脊髓肿瘤

一、MR检查方法与操作流程

(一)技术特点

明确脊髓肿瘤的临床类型对患者治疗十分重要。术前诊断与鉴别诊断，决定相应治疗方案与效果。目前，临床上MR平扫和增强是椎管内肿瘤诊断最有价值的检查手段，基本可以分辨出肿瘤位于髓内髓外，清楚分辨出骨性和软组织之界面、压迫性或侵袭性骨破坏、神经及椎旁结构受累程度。MR T_2加权像及 T_1WI 增强像最具诊断价值，可对肿瘤外部特征和内部性状有很好表征。

(二)注意事项

颈椎MR受吞咽和呼吸运动影响，颈部采集会产生伪影。对颈前、后应加局部饱和。

胸椎MR常规在靠近胸椎前加局部饱和，消除主动脉及心搏伪影。对脑脊液搏动伪影严重者应用搏动同步采集技术。在横断面扫描时，采用层面选择方向流动去相位序列，能明显改善脑脊液流动伪影。对脊髓血管畸形，由于血管极细小，无法进行常规MRA，可用长回波时间（TE>200 ms）高分辨（512×512）TSE T_2WI 序列，使畸形血管呈流空表现，即"黑血"影像。也可用流动去相位序列，产生"黑血"效应。

腰椎脊髓受脑脊液搏动影响很小，一般不产生脑脊液搏动伪影。但需饱和腹主动脉及腹部高信号组织，以消除呼吸运动、肠蠕动及腹主动脉搏动伪影。

（三）适应证

（1）经临床确诊或怀疑脊髓瘤，需影像学鉴别、评估，制定治疗方案。

（2）脊髓瘤患者治疗后，需疗效评估。

（3）脊髓瘤患者术后怀疑局部复发。

二、基础序列技术参数及质控要求

（一）基础序列关键技术参数

表1　颈椎常规扫描参数

	名称	方位	TR (ms)	TE (ms)	层厚 (mm)	层间距 (mm)	矩阵	NEX	ETL
1	FR-FSE T$_2$WI	SAG	2600	85	3	1	320×256	2	20
2	FR-FSE T$_2$WI	COR	2600	85	3	1	320×224	2	20
3	FR-FSE T$_2$WI 脂肪抑制	SAG	2600	85	3	1	320×224	2	20
4	SE-T$_1$WI	SAG	400	20	3	1	256×192	2	
5	FR-FSE T$_2$WI	Ax	3000	85	4	1	320×224	2	10
	FSPGR T$_1$WI 脂肪抑制（增强）	SAG/COR/Ax	150	2.1	3	30	FA90°	4	1

表2 胸椎常规扫描参数

	名称	方位	TR (ms)	TE (ms)	层厚 (mm)	层间距 (mm)	矩阵	FOV (cm)	NEX
1	FR-FSE T$_2$WI	SAG	3000	85	3	1	384×256	34	3
2	FR-FSE T$_2$WI	COR	3000	85	3	1	384×256	34	3
2	FR-FSE T$_2$WI 脂肪抑制	SAG	3000	85	3	1	384×256	34	3
3	SE-T$_1$WI	SAG	500	18	3	1	512×224	34	2
4	FR-FSE T$_2$WI	Ax	3000	85	5	1	256×256	20	3
5	FSPGR T$_1$WI 脂肪抑制 (增强)	SAG/ COR/ Ax	150	2.1	3	30	FA90°	4	1

表3 腰椎常规扫描参数

	名称	方位	TR (ms)	TE (ms)	NEX	FOV (cm)	回波链	层厚 (mm)	层间距 (mm)
1	FR-FSE T$_2$WI	SAG	3000	102	3	30	16	4	1
2	FR-FSE T$_2$WI	COR	3000	102	3	30	16	4	1
2	FR-FSE T$_2$WI 脂肪抑制	SAG	3000	102	3	30	16	4	1
3	SE-T$_1$WI	SAG	400	24	2	30		4	1
4	FR-FSE T$_2$WI	Ax	2800	90	3	18	16	5	1
5	FSPGR T$_1$WI 脂肪抑制 (增强)	SAG/ COR/ Ax	150	2.1	3	30	FA90°	4	1

（二）基础序列质控要求

1.SAG T$_2$ FSE

（1）扫描范围：颈椎采用三平面定位，冠状上定位中心在颈4水平，相位编码方向为上下向（选择"无相位卷褶"技术），以减少脑脊液流动及吞咽带来的伪影，增加前后方向空间分辨率。

（2）胸椎采用三平面定位，冠状位上定位中心在胸6、7之间，相位编码方向为上下向，以减少脑脊液流动伪影，以及来自腹腔脏器的呼吸运动伪影及大血管搏动伪影的影响，增加前后方向空间分辨率。

（3）腰椎用冠状位、横断位及矢状位三平面定位，中心在腰3水平。相位编码方向为上下，以减少脑脊液流动伪影，以及来自腹腔脏器的呼吸运动伪影及大血管搏动伪影的影响。增加前后方向空间分辨率。

2.COR T_2 FRFSE

（1）扫描范围：颈椎扫描寰枢椎畸形及观察脊神经根及臂丛神经时应加扫冠状位。颈延髓及颅颈联合部畸形除常规扫描外，还需做斜冠状位 T_1WI，注意包括颅底及寰枢椎。

（2）腰椎采用三平面定位，矢状及横断位上定位线平行于脊柱长轴。相位编码方向为头足。

（3）胸椎采用三平面定位。有椎管占位、脊柱侧弯等病变时加扫冠状位，当病变位于椎管一侧或观察对称性时应加扫冠状位，增强扫描应加扫冠状位 T_1WI。

3.SAG T_1

扫描范围：复制SAG T_2 FSE扫描范围。

4.Ax T$_2$

（1）扫描范围：腰椎采用三平面定位，冠状位及矢状位定位线应平行于椎间盘。相位编码方向为左右向，以避免腹腔脏器的呼吸运动伪影及大血管搏动伪影重叠于腰椎上。

（2）颈椎采用三平面定位，冠状、矢状位上定位线应平行于椎间盘，相位编码方向为左右向，以减少吞咽及颈部血管搏动的影响。

（3）胸椎采用三平面定位，在矢状及冠状位，定位线应平行于椎间盘，相位编码方向为左右，以避免腹腔脏器的呼吸运动伪影及大血管搏动伪影重叠于胸椎及胸髓上。

5.FSPGR T$_1$WI增强

扫描范围同矢、冠、轴平扫定位。序列均采用脂肪抑制技术。

三、提升序列技术参数及质控要求

（一）提升序列关键技术参数

表4　提升序列关键技术参数

	名称	方位	TR (ms)	TE (ms)	层厚 (mm)	矩阵	b-value (s/mm)	FOV (cm)
1	3D STIR FSE 臂丛神经	Obl	4000	200~300	1.6~1.8	288×256	—	24~32

（二）提升序列质控要求

3D STIR FSE臂丛神经

（1）臂丛神经损伤病变扫描范围上下包括颈4椎体上缘至胸2椎体下缘水平，前后包括椎体前缘和椎管后缘。对臂丛神经节前神经根观察，采用轴位扫描较为理想，对节后神经部分采用冠状位扫描为佳。采用脊柱相控阵线圈加表面线圈。

（2）扫描序列3D T_2WI采用STIR脂肪抑制斜冠状扫描可较好显示臂丛神经全程，增强后能够更好地抑制背景信号。

（3）3D STIR FSE冠状位成像伪影主要由血管搏动造成，可设置相位编码方向为头足方向，40%以上的过采样，采集次数大于2，可相应减少该伪影。

（4）诊断意义：采用MIP、MPR、容积重建等后处理技术清晰显示臂丛神经位置、走形及占位性病变。

四、各序列观察要点及诊断要点

（一）SAG T_2 FSE

（1）观察要点：颈椎影像无明显吞咽运动伪影、血管搏动及脑脊液流动伪影。胸椎影像心血管搏动伪影、脑脊液流动伪影不影响诊断。腰椎影像无明显腹部呼吸运动伪影、血管搏动及脑脊液流动伪影等。图像内组织结构清晰显示，肿瘤与邻近组织对比明显。

（2）诊断意义：观察肿瘤位置、形态、信号变化，用于诊断及鉴别诊断。

（二）SAG T₁ FSE

（1）观察要点：颈椎影像无明显吞咽运动伪影、血管搏动及脑脊液流动伪影。胸椎影像心血管搏动伪影、脑脊液流动伪影不影响诊断。腰椎影像无明显腹部呼吸运动伪影、血管搏动及脑脊液流动伪影等。图像内组织结构清晰显示，肿瘤与邻近组织对比明显。

（2）诊断意义：观察肿瘤位置、形态、信号变化，用于诊断及鉴别诊断。

（三）SAG T₂ 脂肪抑制

（1）观察要点：脂肪抑制均匀。颈部解剖结构复杂，化学饱和法脂肪抑制效果欠佳，建议使用 STIR 序列。胸椎脂肪抑制成像 STIR 序列信噪比较低，需要多次采集次数来改善，扫描时间相对较长，但脂肪抑制更加均匀，对高信号病变更加敏感。腰椎局部磁场较均匀，可使用化学压脂方法，但需要添加局部匀场。

（2）诊断意义：压缩性骨折病人应加扫 T₂ 脂肪抑

制，以助鉴别病理性和外伤性压缩性骨折。明确病变部位、椎体有无转移及水肿情况。

（四）Ax T$_2$

（1）观察要点：颈椎影像无明显吞咽运动伪影、血管搏动及脑脊液流动伪影。胸椎影像心血管搏动伪影、脑脊液流动伪影不影响诊断。腰椎影像无明显腹部呼吸运动伪影、血管搏动及脑脊液流动伪影等。图像内组织结构清晰显示，肿瘤与邻近组织对比明显。

（2）诊断意义：观察肿瘤位置、形态、信号变化，用于诊断及鉴别诊断。

（五）COR T$_2$

（1）观察要点：颈椎影像无明显吞咽运动伪影、血管搏动及脑脊液流动伪影。胸椎影像心血管搏动伪影、脑脊液流动伪影不影响诊断。腰椎影像无明显腹部呼吸运动伪影、血管搏动及脑脊液流动伪影等。图像内组织结构清晰显示，肿瘤与邻近组织对比明显。

（2）诊断意义：观察椎管占位性病变，了解脊柱侧弯程度及马尾神经和神经根。

（六）FSPGR T$_1$WI脂肪抑制增强

（1）观察要点：颈椎影像无明显吞咽运动伪影、血管搏动及脑脊液流动伪影。胸椎影像心血管搏动伪影、脑脊液流动伪影不影响诊断。腰椎影像无明显腹部呼吸运动伪影、血管搏动及脑脊液流动伪影等。图像内组织结构清晰显示，肿瘤与邻近组织对比明显。

（2）诊断意义：观察肿瘤位置、形态、信号变化，诊断有无椎体骨转移。

第四章

头颈肿瘤

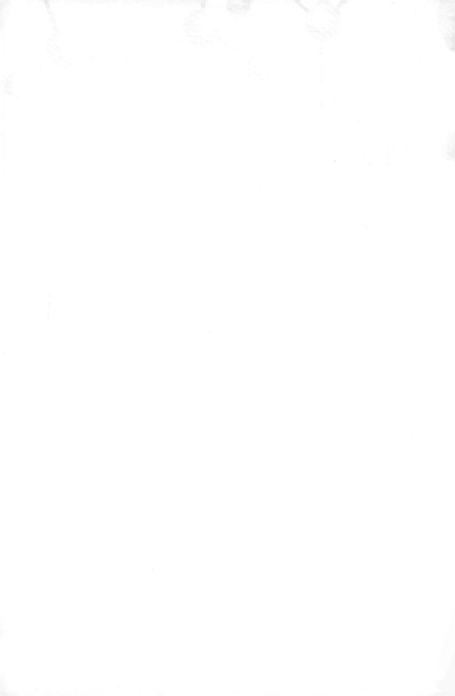

一、眼部MR检查技术

（一）MR检查方法与操作流程

1.技术特点

眼眶解剖主要包括眼球、6组眼肌、球后神经及眶内的脂肪组织，鉴于眼部结构较小，眼部MR检查要求有较高的空间分辨率，层厚一般要求≤2 mm，FOV≤18~20 cm，矩阵256×256以上。因眼球是一个易动器官，因此务必叮嘱患者在机器扫描声响时保证眼球不动；眼眶是一组对称结构，扫描以轴位为主，结合冠状位及矢状位，矢状位采用平行于视神经的斜矢状位；眼眶内的脂肪能够提供较好的天然组织对比，在其衬托下能够很好地观察球外眶内病变及结构；由于眼眶结构在头颅的前表面，其压脂难度较大，压脂时可采用水脂分离技术如Flex、Dixon、m-Dixon等。

2.注意事项

摆位时，肩部向上尽量靠近线圈，头部两侧用海绵垫固定，可保持下颌微微内收，叮嘱患者机器声响时保持头部不动、眼球固定，为严格控制眼球运动，可嘱患者盯住固定标识点2 min以上。

3.适应证

眼眶肿瘤，包括眼球、视神经与眶内的各类肿瘤，疗前定性诊断、疗后评价疗效、监测复发。

（二）基础序列技术参数及质控要求

1.基础序列关键技术参数

表1　基础序列关键技术参数

	名称	方位	FOV（cm）	TE（ms）	层厚/间隔（mm）	矩阵	激发次数/脂肪抑制	频率方向	带宽kHz/像素带宽Hz/pixel
1	定位扫描	三平面	32	按照默认参数扫描					
2	T₁ FSE	Ax	18~20	10	2/0.2	288×256	2	A/P	41.7/326
3	T₂ FSE	Ax	18~20	91	2/0.2	288×256	2/水脂分离	A/P	83/652
4	T₂ FSE	Cor	18~20	91	2/0.2	288×256	2/水脂分离	S/I	83/652
5	T₂ FSE	Sag	18~20	91	2/0.2	288×256	2/水脂分离	S/I	83/652
6	DWI	Ax	22~26	84	4/0.4	128×128	50，1000	R/L	250/3906
7	T₁+C FSPGR	Ax	18~20	2	2/0.2	288×256	2/FS	A/P	41.7/326
8	T₁+C FSE	Sag	18~20	10	2/0.2	288×256	2/FS	S/I	41.7/326
9	T₁+C FSE	Cor	18~20	12	2/0.2	288×256	2/FS	S/I	41.7/326

2.基础序列质控要求

（1）Ax/Sag/Cor T₂ FSE

1）扫描范围及体位：轴位成像范围包括眼眶上下缘，矢状位采用平行于视神经的斜矢状位。

2）层厚及分辨率：眼眶本身较小，因此层厚建议小于或等于2 mm，层面分辨率小于1 mm×1 mm。

3）压脂：建议压脂和不压脂均有，如果设备允许，可采用FLEX/DIXON/M-DIXON技术。

（2）Ax T_1 FS FSE

1）扫描范围：与轴位 T_2WI相仿

2）层厚及分辨率：眼眶本身较小，因此层厚建议小于或等于2 mm，层面分辨率小于1 mm×1 mm。

（3）Ax DWI

1）扫描范围：复制Ax T_1/T_2 FSE扫描范围。

2）b值选择：选择50，1000均可。

3）层厚：为了考虑信噪比，层厚不宜太小，选4 mm。

（4）Ax T_1+C FS FSPGR

1）为了增加T1WI对比，可选择对比较好的FSPGR序列

2）层厚及分辨率：眼眶本身较小，因此层厚建议小于或等于2 mm，层面分辨率小于1 mm×1 mm。

（5）COR/SAG T_1+C FS FSE

范围、层厚及分辨率与平扫T_2WI范围一致。

（三）提升序列技术参数及质控要求

1.提升序列关键技术参数

表2　提升序列关键技术参数

	名称	方位	FOV (cm)	TE (ms)	层厚/间隔 (mm)	矩阵	b值/激发次数	频率方向	带宽kHz/像素带宽 Hz/pixel
1	DCE T$_1$+C 3D	Ax	26	Min	3/−1.5	240×240	1	A/P	125/1041

2.提升序列质控要求

Ax DCE T$_1$+C

为了获得血流动力学信息，可以采用多期增强扫描，扫描时相可根据需求进行选择。

（四）各序列观察要点及诊断要点

1.Ax T$_1$WI、Ax/SAG/COR T$_2$WI

（1）观察要点：图像清晰、分辨率高、无伪影。

（2）诊断意义：T$_1$WI病变内部有无出血及与眶壁的关系，T$_2$WI主要了解病变的T$_2$WI信号特点，与周围组织的关系，综合T$_1$WI及T$_2$WI的信息对诊断提供帮助。

2.Ax DWI

（1）观察要点：图像无变形，无伪影，高b值图像有足够信噪比。

（2）诊断意义：为定性及治疗后疗效评估提供

信息。

3.Ax T₁+C FS FSPGR/SAG/COR T1+C FS FSE

（1）观察要点：图像无明显各种运动伪影。图像内结构显示清晰，脂肪抑脂均匀。

（2）诊断意义：多角度肿瘤情况，有助于肿瘤分期与疗效评价。

4.DCE T₁+C

（1）观察要点：图像无变形，无伪影，信噪比足够。

（2）诊断意义：得到定量参数及半定量参数，判定病变范围及疗效评估。

二、鼻咽部MR检查技术

（一）MR检查方法与操作流程

1.技术特点

鼻咽部位于鼻腔后方，下通口咽，经颅底骨质与颅内结构相隔，同时经颅底的多个间隙、孔道与颅内相通，对应孔道内可有各组颅神经走行。鼻咽部恶性肿瘤以鼻咽癌最常见，鼻咽癌可直接侵犯周围毗邻结构，亦可经孔道蔓延至颅内，因此鼻咽部MR扫描的关键不在于定性，而在于确定其病变范围。此外，鼻咽癌易发生淋巴结转移，因此，需对颈部淋巴结进行充分评估。鼻咽部MR序列的设计要兼顾病变局部T分期及N分期，同时亦需考虑总体扫描时间，在达到能够完成肿瘤评估的基础上更加精简序列才是关键。

2.注意事项

摆位时，肩部向上尽量靠近线圈，头部两侧用海绵垫固定，可保持下颌微微内收。

3.适应证

鼻咽部肿瘤尤其是鼻咽癌的疗前分期、疗后疗效评价。

（二）基础序列技术参数及质控要求

1.基础序列关键技术参数

表3 基础序列关键技术参数

	名称	方位	FOV(cm)	TE(ms)	层厚/间隔(mm)	矩阵	激发次数/脂肪抑制	频率方向	带宽kHz/像素带宽Hz/pixel
1	定位扫描	三平面	32	按照默认参数扫描					
2	T$_1$ FSE	Ax	26	10	4/0.4	288×256	2	A/P	41.7/326
3	T$_2$ FSE	Ax	26	90	4/0.4	288×256	2/脂肪抑制	A/P	41.7/326
4	T$_1$ FSE	Sag	26	10	4/0.4	288×256	2	S/I	41.7/326
5	T$_2$ FSE	Cor	26	90	4/0.4	288×256	2/脂肪抑制	S/I	41.7/326
6	DWI	Ax	26	84	4/0.4	128×128	50,1000	R/L	250/3906
7	T$_1$+C FSPGR	Ax	26	2	4/0.4	288×256	2/FS	A/P	41.7/326
8	T$_1$+C FSE	Sag	26	10	4/0.4	288×256	2/FS	S/I	41.7/326
9	T$_1$+C FSE	Cor	26	12	4/0.4	288×256	2/FS	S/I	41.7/326

2.基础序列质控要求

（1）Ax T_1/T_2 FS FSE

1）扫描范围：鼻咽部以横断面为主，上界要求包全两侧海绵窦，下界达锁骨水平。

2）伪影控制：下颈部的压脂是扫描的关键，如果鼻咽颈部一次完成扫描，可使用水脂分离技术。

（2）COR T_2 FS FSE

1）扫描范围：扫描范围自后鼻孔包全斜坡即可，以包全病变为原则。

2）伪影控制：脂肪抑制序列需要添加局部匀场，为了下颈部压脂均匀，可选用水脂分离技术。

（3）Sag T_1 FSE

扫描范围：包全鼻咽病变即可。

（4）Ax DWI

1）扫描范围：复制 Ax T_1/T_2 FSE扫描范围。

2）信噪比：为保证充足的信号强度，扫描视野设定26 cm，层厚4 mm。

3）伪影控制：鼻咽颈部连续扫描不能保证下颈部图像质量，尤其是压脂，可选择分段扫描。

（5）Ax T_1+C FS FSPGR

复制 Ax T_1/T_2 FSE 扫描范围。

（6）COR T_1+C FS FSE

完全复制平扫的 COR T_2 FS FSE 信息。

（7）SAG T_1+C FS FSE

复制 SAG T_1 FSE 扫描范围即可。

（三）提升序列技术参数及质控要求

1.提升序列关键技术参数

表4　提升序列关键技术参数

	名称	方位	FOV (cm)	TE (ms)	层厚/ 间隔 (mm)	矩阵	b值/ 激发 次数	频率 方向	带宽 kHz/ 像素带宽 Hz/pixel
1	DCE T_1+C 3D	Ax	26	Min	3/−1.5	240×240	1	A/P	125/1041
2	3D FS FSPGR	Sag	26	Min	1	260×260	1	S/I	50/385

2.提升序列质控要求

（1）DCE T_1+C

为了获得血流动力学信息，可以采用多期增强扫描，扫描时相可根据需求进行选择。

（2）Ax 3D FS FSPGR

1）扫描范围：包全肿瘤及颅底结构。

2）诊断意义：可以 MPR 重建细致观察肿瘤对颅底孔道的侵犯情况。

（四）各序列观察要点及诊断要点

1.Ax T_1/T_2 FS FSE

（1）观察要点：图像无明显各种运动伪影。鼻咽及周边结构对比明显。

（2）诊断意义：主要用于鼻咽部肿瘤的T、N分期诊断。

2.SAG T_1 FSE

（1）观察要点：图像无明显各种运动伪影。图像内组织结构清晰显示，肿块与正常组织对比明显。

（2）诊断意义：重点观察肿瘤与斜坡侵犯关系。

3.COR T_2 FS FSE

（1）观察要点：图像无明显各种运动伪影。图像内组织结构清晰显示，肿块与正常组织对比明显。

（2）诊断意义：重点观察肿瘤向海绵窦侵犯情况。

4.Ax DWI

（1）观察要点：图像无变形，无伪影，高b值图像有足够信噪比。

（2）诊断意义：评价肿瘤活性，尤其是放化疗后疗效评价，以及有无活性残留。

5.Ax T_1+C FS FSPGR、SAG/COR T_1+C FS FSE

（1）观察要点：图像无明显各种运动伪影。图像内结构显示清晰，脂肪抑脂均匀。

（2）诊断意义：评价T、N分期及治疗后疗效评估。

6.DCE T_1+C

（1）观察要点：图像无变形，无伪影，信噪比足够。

（2）诊断意义：得到定量参数及半定量参数，判定病变范围及疗效评估。

7.3D FS FSPGR+C

（1）观察要点：图像无变形，无伪影，信噪比足够。

（2）诊断意义：观察孔道侵犯情况

三、副鼻窦、口腔、口咽、下咽、喉部MR检查技术

（一）MR检查方法与操作流程

1.技术特点

副鼻窦、口腔、口咽、下咽及喉部病变解剖结构相对复杂，对软组织分辨力要求相对高，MR相比于CT能够提供更多的软组织分辨力信息，所涉及的下颈部区域扫描因为颈胸交界区磁场不均匀，无法很好地保证压脂

均匀，建议采用水脂分离技术压脂。

2.注意事项

（1）嘱受检者在检查过程中勿做吞咽动作，以免产生运动伪影。

（2）矢状面、冠状面扫描定位时应尽量避开主动脉弓，减少胸腔覆盖范围，从而减轻主动脉搏动和呼吸运动伪影。

（3）由于颈胸交界解剖变化大，压脂困难，首选水脂分离技术压脂。

3.适应证

副鼻窦、口腔、口咽、下咽及喉部恶性肿瘤疗前分期及疗后疗效评估。

（二）基础序列技术参数及质控要求

1.基础序列关键技术参数

表5　基础序列关键技术参数

	名称	方位	FOV(cm)	TE(ms)	层厚/间隔(mm)	矩阵	激发次数/脂肪抑制	频率方向	带宽 kHz /像素带宽 Hz/pixel
1	定位扫描	三平面	32	按照默认参数扫描					
2	T₁ FSE	Ax	26	10	4/0.4	288×256	2	A/P	41.7/326
3	T₁ FSE	Sag	26	10	4/0.4	288×256	2	S/I	41.7/326
4	T₂ FSE	Ax	26	90	4/0.4	288×256	2/脂肪抑制	A/P	41.7/326
5	DWI	Ax	26	84	4/0.4	128×128	50,1000	R/L	250/3906

	名称	方位	FOV（cm）	TE（ms）	层厚/间隔（mm）	矩阵	激发次数/脂肪抑制	频率方向	带宽kHz/像素带宽 Hz/pixel
6	T₁+C FSPGR	Ax	26	2	4/0.4	288×256	2/FS	A/P	41.7/326
7	T₁+C FSE	Sag	26	10	4/0.4	288×256	2/FS	S/I	41.7/326
8	T₁+C FSE	Cor	26	12	4/0.4	288×256	2/FS	S/I	41.7/326

2.基础序列质控要求

（1）Ax T_1/T_2 FS FSE

1）扫描范围：副鼻窦、口腔、口咽、下咽及喉部上界首先要包全对应病变部位，下界一般到锁骨上，以能评估淋巴结情况。

2）伪影控制：下颈部的压脂是扫描的关键，如果鼻咽颈部一次完成扫描，可使用水脂分离技术。

（2）Sag T_1 FSE

扫描范围：包全对应病变即可。

（3）Ax DWI

1）扫描范围：复制Ax T_1/T_2 FSE扫描范围。

2）信噪比：为保证充足的信号强度，扫描视野设定26 cm，层厚4 mm。

3）伪影控制：连续大范围扫描不能保证下颈部图像质量，尤其是压脂，可选择分段扫描。

（4）Ax T_1+C FS FSPGR、COR T_1+C FS FSE、SAG T_1+C FS FSE

1）扫描范围：复制对应平扫序列范围或者包全病变为原则。

2）伪影控制：吞咽动作伪影需要控制好，尤其是下咽、喉部病变，严格嘱患者控制吞咽动作，同时不能无限制增加扫描时间。

（三）提升序列技术参数及质控要求

1.提升序列关键技术参数

表6　提升序列关键技术参数

名称	方位	FOV(cm)	TE(ms)	层厚/间隔(mm)	矩阵	b值/激发次数	频率方向	带宽kHz
1 DCE T_1+C 3D	Ax	26	Min	3/−1.5	240×240	1	A/P	125/1041

2.提升序列质控要求

Ax DCE T_1+C

为了获得血流动力学信息，可以采用多期增强扫描，扫描时相可根据需求进行选择。

（四）各序列观察要点及诊断要点

1.Ax T_1/T_2、SAGT_1WI

（1）观察要点：图像无明显各种运动伪影。咽喉及周边结构对比明显。

（2）诊断意义：主要用于肿瘤 TN 分期诊断。

2.Ax DWI

（1）观察要点：图像无变形，无伪影，高 b 值图像有足够信噪比。

（2）诊断意义：评价肿瘤活性，尤其是放化疗后疗效评价，以及有无活性残留。

3.Ax T_1+C FS FSPGR、SAG/COR T_1+C FS FSE

（1）观察要点：图像无明显各种运动伪影。图像内结构显示清晰，脂肪抑脂均匀。

（2）诊断意义：多角度肿瘤情况，有助于肿瘤分期与疗效评价。

4.DCE T_1+C

（1）观察要点：图像无变形，无伪影，信噪比足够。

（2）诊断意义：得到定量参数及半定量参数，判定病变范围及疗效评估。

四、内耳检查技术

（一）MR 检查方法与操作流程

1.技术特点

相比要高分辨 CT，MR 主要用于评估内听道，听觉中枢传导通路和周边血管及组织结构的情况，fMR主要用于神经功能的研究。应用高分辨力MR扫描和三维重建内耳迷路，可显示内耳形态和信号异常，提高内耳病变诊断。

2.注意事项

体位设计时，肩部尽量靠近线圈，头顶部左右居中，头部不能旋转，用海绵垫固定头部，确保患者头颅中心与线圈中心一致。

3D-FIESTA序列可使用薄层高分辨力扫描，要求NEX为偶数。

内耳水成像3D重T_2WI序列的原始图像经MIP、MPR重建，显示内耳的立体解剖形态。原始图像的MIP重建非常重要，通常要进行靶MIP，将内耳无需的背景剪除、多角度旋转，最大程度、最佳状态地显示内耳半规管及膜迷路的立体结构。

3.适应证

内耳、乳突、颞部各种肿瘤。

（二）基础序列技术参数及质控要求

1.基础序列关键技术参数

表7　基础序列关键技术参数

	名称	方位	FOV(cm)	TE(ms)	层厚/间隔(mm)	矩阵	激发次数/脂肪抑制	频率方向	带宽kHz/像素带宽Hz/pixel
1	定位扫描	三平面	32	按照默认参数扫描					
2	T₁ FSE	Ax	26	10	2/0.2	288×256	2	A/P	41.7/326
3	T₂ FSE	Ax	26	90	2/0.2	288×256	2/FS	A/P	41.7/326
4	T₂ FSE	Cor	26	91	2/0.2	288×256	2/FS	S/I	41.7/326
5	3D-FIESTA C	Ax	25.6	2	1/0	320×320	2	A/P	62.5/390
6	DWI	Ax	26	84	4/0.4	128×128	0,1000	R/L	250/3906
7	3D FS FSPGR +C	Ax	26	Min	1	260×260	1	A/P	50/385
8	T₁+C FSE	Cor	26	12	4/0.4	288×256	2/FS	S/I	41.7/326

2.基础序列质控要求

（1）Ax T₁/T₂ FS FSE

1）扫描范围：在冠状面及矢状面上定位，矢状位上扫描定位线平行于前后联合连线，在冠状位上调整定位线角度，使两侧对称扫描，扫描范围包括蝶窦和双侧乳突结构，需包括整个病变范围。

2）清晰度：层面内体素约1 mm×1 mm，层厚2 mm，间隔0.2 mm。

（2）COR T₂ FS FSE

1）扫描范围：在矢状位和横轴位上定位。横轴位上扫描基线与两侧内听道连线平行，调整角度双侧对称扫描，矢状位上定位线与脑干平行，扫描范围包括蝶窦和左右乳突结构，需包括整个病变范围。

2）清晰度：层面内体素约 1 mm×1 mm，层厚 2 mm，间隔 0.2 mm。

（3）3D-FIESTA 内耳水成像（内耳膜迷路造影）

1）扫描范围：扫描方向为从下至上，一般包括两侧耳部所有结构；在矢状面上调整视野，横断面上调整角度。相位编码采用前后方向。

2）对比度：有效 TE 为 2 ms 左右，相位回聚脉冲角度大于或等于130°。

3）清晰度：层面内体素小于0.8 mm×0.8 mm，层厚0.8 mm，间隔0 mm。

4）信噪比：充足的信号强度是图像质量的关键，必须保证信噪比，激发次数最小为2次。

5）伪影控制：添加上下饱和带以减轻血管搏动伪影。

（4）Ax DWI

1）扫描范围：复制 Ax T_1/T_2 FSE扫描范围。

2）b值选择：选择50，1000。

3）信噪比：为保证充足的信号强度，扫描视野设定26 cm，层厚4 mm。

4）图像观察要点：图像无明显各种运动伪影。图

MR检查

第四章 头颈肿瘤

061

像内组织结构清晰显示，肿块与邻近正常组织对比清晰。

（5）3D FS FSPGR +C

1）扫描范围：复制 Ax T_1/T_2 FSE 扫描范围。

2）分辨率：各向同性薄层，以便各个方向重建，并要求压脂。

（三）各序列观察要点及诊断要点

1.Ax T_1/T_2 FS FSE、COR T_2 FS FSE

（1）观察要点：图像无明显各种运动伪影。耳部及周边结构对比明显，内部结构显示对称清晰。

（2）诊断意义：主要用于内耳部肿瘤的侵犯情况，亦可观察内耳周围结构是否受侵。

2.3D-FIESTA 内耳水成像（内耳膜迷路造影）

（1）观察要点：多角度显示半规管及膜迷路的立体结构。

（2）诊断意义：评价肿瘤是否侵及正常组织，以及内耳周围受侵范围。

3.Ax DWI

（1）观察要点：图像无变形，无伪影，高 b 值图像有足够信噪比。

（2）诊断意义：评价肿瘤活性，尤其是放化疗后疗效评价，以及有无活性残留。

4.3D FS FSPGR +C

（1）观察要点：图像无明显各种运动伪影。图像内结构显示清晰，脂肪抑脂均匀。

（2）诊断意义：评价病变范围及治疗前后疗效比较。

五、颈部MRA技术

颈部MRA技术，根据采集目标血管的不同，可分为颈部动脉成像和颈部静脉成像。根据成像原理的不同主要分为：①时间飞跃法MRA（TOF-MRA）；②相位对比法MRA（PC-MRA）；③对比剂增强血管成像（3D-CE-MRA）。

（一）颈部动脉3D-TOF-MRA

1.适应证

①动脉瘤；②动静脉畸形；③动脉狭窄或闭塞；④动脉斑块等。

2.射频线圈

采用头颈部联合线圈或颈部表面线圈。

3.受检者体位及成像中心

仰卧位、头先进，定位中心位于下颌下缘或颈部中点。

4.扫描技术

（1）颈部3D-TOF-MRA常规采用横断位，由于颈部血管大致与横断面垂直，快速采集流入增强效应最强，所以TOF法采用横断位扫描。扫描范围一般从垂体至主动脉弓处，层块间需有足够层面的重叠图，相位编码采用左右方向。

（2）增强扫描：一般不进行增强扫描。

（3）推荐颈部血管3D-TOF-MRA参数见表8。

表8　颈部MRA参数

脉冲序列	TR (ms)	FA	TE (ms)	矩阵	FOV (cm)	层厚/间隔 (mm)	NEX
3D-TOF-MRA	20~40	15°~25°	2~4	384×192	24~28	1.0~2.0/0	1~2
3D-PC-MRA	20~40	15°~25°	3~10	384×192	24~28	1.0~2.0/0	1~2
3D-CE-MRA	4~5	30°	1~2	384×224	24~32	1.0~2.0/0	0.75

5.图像要求与显示

（1）颈部3D-TOF-MRA可显示正常颈动脉及其分叉、椎动脉、基底动脉，亦可显示Willis环。

（2）三维动脉MIP血管影像清晰。

6.注意事项

（1）在扫描层面上方设置预饱和带以消除静脉

信号。

（2）3D-TOF常采用流动补偿技术及脂肪抑制技术。

（3）图像需经过三维后处理，将原始图像做MIP处理产生三维血管图像，实现任意方向旋转、任意角度显示，使病灶显示更加清楚。

（二）颈部血管3D-PC-MRA

1.适应证

①颈部静脉栓塞；②颈部血管先天变异；③颈部肿瘤性病变累及血管系统等。

2.射频线圈

采用头颈部联合线圈或颈部表面线圈。

3.受检者体位及成像中心

仰卧位、头先进，定位中心位于下颌下缘或颈部中点。

4.扫描技术

（1）常规扫描：因颈部前后径较小，所需扫描层数较少，血流与层面平行，颈部3D-PC-MRA通常采用冠状面扫描。3D-PC扫描前先采用2D-PC取矢状面扫描，所获图像作为颈部3D-PC-MRA冠状位成像的定位参考像。扫描范围包括整个颈部大血管；相位编码采用左右方向。

（2）增强扫描：一般不进行增强扫描。

（3）推荐颈部血管3D-PC-MRA参数见表8。

5.图像显示

颈部3D-PC-MRA可显示正常颈部动静脉及其分支、椎动脉等，三维MIP血管重建影像清晰。

6.注意事项

（1）成像关键在于选择流速编码值，流速编码值的设置应比目标血管最大流速高出20%。

（2）颈部动脉成像时，应在扫描层面上方设置预饱和带以消除静脉信号；颈部静脉成像时，应在扫描层面下方设置预饱和带以消除动脉信号。

（3）采用流动补偿技术、脂肪抑制技术。

（4）图像分为速度图像、流动图像。速度图像信号强度与流速呈正相关；流动图像也称相位图像，信号与流速、方向有关。

（5）需将原始图像做MIP处理产生三维血管图像。

（三）3D-CE-MRA（对比增强MRA）

1.适应证

①动脉瘤；②动静脉畸形；③动脉狭窄或闭塞；④颈部肿瘤性病变累及血管系统等。

2.射频线圈

采用头颈部联合线圈或颈部表面线圈。

3.受检者体位及成像中心

仰卧位、头先进，定位中心位于下颌下缘或颈部中点。

4.扫描技术

（1）扫描定位：颈部3D-CE-MRA扫描通常采用冠状面成像，定位的方法和颈部3D-PC-MRA定位方法相同，以矢状位2D-PC图像作为定位像，于冠状面定位像上调整上下位置，扫描野下缘要包括主动脉弓，保证冠状位成像范围覆盖颈部大血管。

（2）增强扫描：使用双筒高压注射器，采用钆对比剂，剂量0.1~0.2 mmol/kg，静脉注射速度大于3.0 mL/s，注射完毕后以同样流速注入等量的生理盐水。增强血管序列包括蒙片和增强。

（3）推荐颈部血管3D-CE-MRA参数见表8。

5.注意事项

（1）为了避免动脉图像受到静脉显影的污染，CE-MRA扫描时间的控制是成功的关键。

（2）通常采用透视触发的方式，即在注射对比剂的同时以冠状位的方式连续采集类似于透视的图像，实时观察注射对比剂后血管的信号增强变化，在对比剂到达颈部动脉时即刻启动3D-CE-MRA序列。

（3）原始图像可做MIP重建并可多视角旋转观察。CE-MRA可分别重建动脉期及静脉期图像。

【小结】 在颈部MRA中，显示慢流血管（静脉血管）宜采用2D-TOF或2D-PC技术；显示快流血管（动脉血管）宜采用3D-TOF或3D-PC技术，3D-TOF图像的信噪比高，缺点是扫描时间长，背景抑制效果不如2D-TOF。3D-PC的优点是可进行血流定量分析，平行于扫描层面的血管显示较好，背景组织信号抑制较好，信噪比高。缺点是成像时间比TOF-MRA长。3D-CE-MRA序列的优点是一次增强扫描可显示动脉及静脉，显示血管较TOF法、PC法更可靠；缺点是需使用对比剂，不能提供血流动力学分析。

第五章

食管肿瘤

一、MR检查方法与操作流程

（一）技术特点

食管所处解剖位置与搏动的心脏大血管毗邻，食管蠕动及病人自主吞咽动作也会产生运动伪影，肺及主支气管邻近区还会产生磁敏感伪影。食管管壁较薄、管腔较小，采集到的图像质量较差，影响分期诊断，使MR软组织分辨率高的优势得不到发挥和拓展。反之，食管作为胃肠器官，位置较固定，在外周脂肪组织衬托下，其外膜比较清晰，又是其优势。随着计算机技术及MR新序列不断发展，食管MR检查在减少伪影、增加分辨率、提高图像质量等方面有很大提高，能更好显示食管管壁各层解剖并判断肿瘤存否外侵，为临床提供更多分期信息。

目前，临床使用的超声内镜（endoscopic ultrasound，EUS）对局部进展食管癌评价有一定局限性，CT常用于可切除性评价。食管MR可用于明确肿瘤位置及T分期、肿瘤长度和厚度等与预后相关的重要因素，这些因素决定了食管癌患者的临床治疗策略。

为显示局部细微结构，必须保证扫描图像具足够分辨率，轴位扫描体素最好能小于或等于1.0 mm×1.0 mm×

1.0 mm。体素计算公式为扫描视野/频率编码×扫描视野/相位编码×层厚。为显示食管管壁层次，Ax BLADE T$_2$WI和增强后Ax T$_1$WI 1mm均采用高分辨率，扫描时间长，平稳呼吸频率要求较高，身体须保持静止。

（二）注意事项

1.检查前准备及呼吸训练

受检者检查前2 d内不能行内镜活检，避免小病灶活检后难以定位或活检后食管水肿影响诊断；检查前6 h禁饮禁食；检查前20 min肌注10 mg盐酸消旋山莨菪碱注射液，以最大限度减少食管蠕动。

食管MR检查中一些快速扫描序列需受检者屏气扫描，因此所有受检者扫描前行呼吸运动训练，嘱咐患者在呼气末屏气，并尽量保持在呼吸周期同一水平上。非屏气序列扫描，嘱患者均匀平稳呼吸，保持身体静止。

2.受检者体位

食管MR检查一般采取头先进，仰卧位，双臂置于身体两侧。为便于观察患者屏气情况及在进行呼吸触发采集时，需在腹部呼吸幅度较大处，尽量贴近体表放置呼吸门控，并用缚带固定。呼吸门控置于腹部线圈下方，以获最佳信号。

3.线圈选择与放置

MR 图像质量与使用线圈显著相关，尽可能用通道数多的相控阵线圈，建议不低于16通道。相控阵线圈放置基本与食管保持一致，一般病变部位置于线圈中心（食管下段病变患者应加头颈联合线圈以覆盖上纵隔），将受检部位移至磁场中心位置。

4.扫描序列

首先进行扩散加权序列扫描，若为西门子厂家机器，则可在行轴位扩散加权成像后，重建矢状位和冠状位扩散加权图像。其他公司机器（GE，Philips），则先行轴位扩散扫描，后行矢状位扩散扫描，利于病变筛出和明确定位。在重建的矢、冠状位（GE，Philips：矢状位）扩散加权图像上定位，依次扫描冠、矢状位，屏气轴位 T_2-FSE 图像、轴位 T_2 FSE 抑脂图像、轴位短 TE 的 T_1WI 图像，随后完成轴位增强图像、矢状位和冠状位增强图像，再行增强后颈胸段轴位 T_1WI 扫描。

（三）适应证

（1）患者经临床确诊食管癌，需进行影像学评估分期，制定治疗方案。

（2）食管癌患者放化疗后，需进行疗效评估。

（3）食管癌患者术后怀疑局部复发。

二、基础序列技术参数及质控要求

（一）基础序列关键技术参数

表1　基础序列关键技术参数

	名称	方位	呼吸控制	FOV(cm)	TE(ms)	层厚/间隔(mm)	矩阵	激发次数/脂肪抑制	频率方向	带宽kHz/像素带宽Hz/pixel
1	定位扫描	三平面	自由	40	按照默认参数扫描					
2	SE-EPI	Ax	自由	34	55	5/0.5	128×96	2/抑脂	A/P	156/2442
3	SE-EPI	SAG	自由	40	59	4/0.4	168×100	2/抑脂	A/P	125/1488
4	T_2 FSE	COR	屏气	28	84	3/0	320×210	1	S/I	41/260
5	T_2 FSE	SAG	屏气	28	84	3/0	320×210	1	S/I	41/260
6	T_2 FSE	Ax	屏气	38	86	5/0.5	320×272	1	A/P	80/504
7	T_2 FSE	Ax	门控	36	90~100	5/0.5	384×224	2/抑脂	A/P	120/620
8	T_1 3D	Ax	屏气	36	0.9	3/−1.5	384×307	1	R/L	120/660
9	T_1+C 3D Dyn	Ax	屏气	36	Min	3/−1.5	288×224	1/DIXON	R/L	160/1120
10	T_1+C 3D	Ax	屏气	36	Min	1/0	384×320	1/DIXON	A/P	94/460
11	T_1+C 3D	COR	屏气	30~	Min	2.5/0	288×192	1/DIXON	S/I	70/510
12	T_1+C 3D	SAG	屏气	30~	Min	2.5/0	288×192	1/DIXON	S/I	70/510
13	T_1+C 3D	Ax	屏气	40	0.98	1/0	384×326	1	A/P	120/650

注：第2、3序列根据机型选做。

（二）基础序列质控要求

1.Ax+SAG 扩散加权成像（diffusion-weighted imag-

ing，DWI）

（1）扫描范围：Ax DWI，在冠状面及矢状面定位图像上设置定位线，左右、前后居中；SAG DWI（选做），在冠状面及轴面定位图像上设置定位线，左右、前后居中。胸中上段病变扫描视野上缘包括胸廓入口，下缘包括膈肌；胸下段病变扫描视野上缘包括主动脉弓，下缘包括贲门腹段。

（2）b值选择：低b值为50 s/mm^2，高b值为600 s/mm^2。

（3）信噪比：为保证充足信号强度，AX DWI扫描视野设定34 cm，层厚5 mm，间隔0.5 mm；SAG DWI扫描视野设定40 cm，层厚4 mm，间隔0.4 mm。

（4）伪影控制：Ax DWI可施加前后胸壁脂肪层饱和带，减少化学位移伪影；SAG DWI前后相位FOV用0.6，减少图像变形，卷折部分施加饱和带；施加局部匀场增加磁场均匀性。

2.COR+SAG T$_2$ FSE

（1）扫描范围：冠状面T$_2$WI，在矢状面DWI（可重建）定位，以病变为中心，扫描层面平行于病变长轴（中上段、下段病变扫描定位角度会有不同），包全食管病变。在轴位定位图像上平行于人体左右长轴。矢状面

T_2WI，在冠状面 T_2WI 定位，以病变为中心，扫描层面平行于病变长轴，包全食管病变。在轴位定位图像上垂直于人体左右长轴。

（2）对比度：有效 TE 为 84 ms 左右，相位回聚脉冲角度大于或等于120°。

（3）清晰度：层面内体素小于 0.9 mm×1.3 mm，层厚 3 mm，间隔 0 mm，带宽 260 Hz/pixel。

（4）伪影控制：屏气扫描以消除呼吸运动伪影，相位编码方向为上下，使搏动运动伪影位于上下方向，增加过采样到60%以消除卷褶伪影。

3.Ax T_2 FSE 不抑脂

（1）扫描范围：在 SAG T_2WI 及 COR T_2WI 图像定位，左右、前后居中，垂直于人体长轴，中上段病变扫描视野上缘包括胸廓入口，下缘包括膈肌；下段病变扫描视野上缘包括主动脉弓，下缘包括贲门腹段（颈段食管癌扫描范围的上界为喉部，下界为左心室膨出部）。

（2）对比度：有效 TE 为 86 ms 左右，相位回聚脉冲角度大于或等于120°。

（3）清晰度：层面内体素小于 1.2 mm×1.2 mm，层厚 5 mm，间隔 0.5 mm，带宽 504 Hz/pixel。

（4）伪影控制：屏气扫描消除呼吸运动伪影，也可沿前胸壁脂肪层施加饱和带。

4. Ax T_2 FSE 脂肪抑制

（1）扫描范围：复制 Ax T_2 FSE 不抑脂序列扫描范围。

（2）对比度：有效 TE 为 83 ms 左右，相位回聚脉冲角度大于或等于120°。

（3）清晰度：层面内体素小于 1 mm×1.7 mm，层厚 5 mm，间隔0.5 mm，带宽620 Hz/pixel。

（4）信噪比：为保证充足的信号强度，激发次数不少于2次。

（5）伪影控制：施加局部匀场，颈段食管癌应于患者颈部两侧放置沙袋，以减少磁敏感伪影，嘱平稳呼吸，以减少呼吸运动伪影。

5. Ax T_1 3D GRE

（1）扫描范围：复制 Ax T_2 FSE 不抑脂序列扫描范围。

（2）对比度：有效 TE 为 0.9 ms 左右，不大于 1 ms，相位回聚脉冲角度大于或等于10°，过低图像对比度接近质子。

（3）清晰度：层面内体素小于0.9 mm×1.2 mm，层厚3 mm，间隔1.5 mm，带宽120/660 Hz/pixel。

（4）伪影控制：嘱患者不做吞咽动作，屏气扫描以消除呼吸等运动伪影。

6.Ax T_1+C 3D GRE dyn（如西门子 VIBE /Twist VIBE、GE LAVA/DISCO 或飞利浦 THRIVE/4D THRIVE 等）

（1）扫描范围：复制 Ax T_2 FSE 脂肪抑制序列扫描范围，分时相屏气扫描。

（2）扫描方法：共扫描7个时相，每个时相约10 s，扫描蒙片后，以最小3 mL/s速度注射对比剂，注药后12 s开始屏气连扫两个时相，后依次在45 s、90 s、120 s、150 s分别扫描一个时相。

7.Ax T_1+C 延迟期高分辨脂肪抑制 3D GRE

（1）扫描范围：在 SAG T_2 及 COR T_2 图像定位，打扫层面垂直于肿瘤长轴，以病变为中心包全病变，病变上下缘过长时，尽量包含病变横径最大面。

（2）清晰度：层面内体素等于或小于0.9 mm×1.1 mm，层厚1 mm，带宽460 Hz/pixel。

（3）信噪比：为保证充足信号强度，扫描视野设定36 cm，减少相位方向 FOV 为0.85，缩短扫描时间。

（4）伪影控制：施加局部匀场，减少磁敏感伪影，中上段病变可施加前胸壁饱和带，饱和脖颈前方区域以增加磁场均匀性。

8.COR+SAG T_1+C 延迟期脂肪抑制 3D GRE

（1）扫描范围：分别复制 COR+SAG T_2 FSE 序列扫描范围，屏气扫描。

（2）伪影控制：中下段病变 SAG 扫描时，可在食管前方的心脏及大血管区域施加饱和带，以减少搏动运动伪影影响。

9.Ax T_1 高分辨 3D GRE

（1）扫描范围：在 SAG T_2 及 COR T_2 图像定位，正轴位扫描，包括颈下段至上纵隔区域，上缘约第 6 颈椎下缘，下缘约第 2 胸椎下缘。

（2）对比度：有效 TE 为 0.98 ms 左右，不大于 1 ms，相位回聚脉冲角度大于或等于 10°。

（3）清晰度：层面内体素不大于 1 mm×1 mm，层厚 1 mm，带宽 650 Hz/pixel。

（4）信噪比：为保证充足的信号强度，扫描视野设定 40 cm，层厚 1 mm。

（5）伪影控制：嘱患者不做吞咽动作，屏气扫描以消除呼吸等运动伪影。

三、提升序列技术参数及质控要求

（一）提升序列关键技术参数

表2　提升序列关键技术参数

	名称	序列	方位	呼吸控制	FOV(cm)	TE(ms)	层厚/间隔(mm)	矩阵	激发次数/脂肪抑制	频率方向	带宽kHz/像素带宽Hz/pixel
1	T_2 TSE	螺旋桨	Ax	触发	28	110	3/0.3	256×256	1/无	A//P	90/710
2	T_1+C 3D	STAR VIBE	Ax	自由	38	Min	3/−1.5	288×288	2/抑脂	A//P	70/490
3	T_1+C 3D	STAR VIBE	Ax	屏气	32	Min	1	320×320	1/抑脂	A//P	78/490
4	T_1+C 3D	VIBE	SAG	屏气	40	Min	1	352×310	1	S/I	90/510

（二）提升序列质控要求

1.Ax T_2 BLADE FSE

（1）扫描范围：在 SAG T_2 及 COR T_2图像定位，分别垂直于肿瘤长轴，以病变为中心包全病变，病变上下缘过长，尽量包含病变横径最大面（病变较小，在平扫矢状面及冠状面未见明确病变，可将此序列置于增强后，参考增强序列定位）。

（2）对比度：有效 TE 为 110 ms 左右，相位回聚脉冲角度大于或等于 120°。

（3）清晰度：层面内体素小于 1.1 mm×1.1 mm，层厚3 mm，间隔0.3 mm，带宽710 Hz/pixel。

（4）信噪比：为保证充足信号强度，扫描视野设定28 cm，层厚3 mm。oversampling（GE）设定为1.4或coverage（Siemence）设定133%，增加中心填充区域，不用并行采集，以减少噪声，训练患者平稳呼吸，FOV中心位置放置于食管病变中心。

（5）伪影控制：嘱患者平稳呼吸，保持身体静止。

2.Ax T_1+C K空间放射状填充3D容积内插序列（西门子公司的StarVIBE）

（1）扫描时间：每个时相小于8 s，40个时相，扫描时间5分46秒。

（2）扫描范围：复制Ax T_2 FSE序列扫描范围。

（3）埋针位置：统一埋针位置，例如右手背或右肘，如有病例不能保持相同位置，停止扫描DCE序列，改扫基本序列。

（4）对比剂：保证扫描使用同种对比剂，不得更改。注射速度3 mL/s，注射剂量根据体重计算。20 mL盐水同样注射速度冲管。

（5）扫描方法：先扫描26 s再开始注射对比剂。

（6）伪影控制：施加局部匀场，增加磁场均匀性，减少磁敏感伪影。

3.Ax T_1+C延迟期高分辨K空间放射状填充3D容积内插序列（西门子公司的StarVIBE优先推荐，GE公司的DISCO作为备选）

（1）扫描范围：复制Ax T_2螺旋桨FSE序列扫描范围。

（2）分辨率：此序列为各向同性扫描，分辨率小于或等于1 mm×1 mm×1 mm。

（3）扫描时间：一个时相，扫描时间4分15秒。

（4）扫描方法：扫描开始同时注射对比剂。

（5）对比剂：同样对比剂，注射速度0.3 mL/s，注射剂量5 mL，20 mL盐水同样速度冲管（以保持食管黏膜层高信号显示）。

（6）伪影控制：施加局部匀场，在脖颈前区域沿前胸壁脂肪走形，减少磁敏感伪影。

4.SAG T_1 oblique 3D GRE

（1）扫描范围：在Ax T_1+c 和COR T_1+C 图像上定位，以左主气管与食管交界处为中心，分别在轴位和冠状位图像垂直于左主气管走形长轴，尽量包全食管病变段。颈段和下段食管病变可不做此序列。

（2）对比度：有效TE为0.96 ms左右，相位回聚脉冲角度大于或等于10°。

（3）清晰度：层面内体素小于1.2 mm×1.2 mm×1 mm，层厚1 mm，带宽510 Hz/pixel。

（4）信噪比：为保证充足的信号强度，扫描视野设定40 cm，层厚1 mm。

（5）伪影控制：屏气扫描消除呼吸运动伪影，翻转相位编码方向为上下，使搏动伪影位于上下方向。使用相位过采样60%。

四、各序列观察要点和诊断价值

（一）Ax+SAG 扩散加权成像（Diffusion-Weighted Imaging，DWI）

（1）观察要点：轴位扫描后采用矢状重建，扫描时无须屏气。

（2）诊断意义：矢状位有利于明确病变位置，确定病变段扫描范围，采用 EPI 序列，有利食管病变检出，可助病变定位。观察较小、早期病变或多病变时与增强后 T_1WI 结合，特别对 T_1a 和 T_1b 病变鉴别诊断及疗效评价非常重要。

（二）COR+SAG T_2 FSE

（1）观察要点：通常用作矢状位和冠状位扫描，可对食管与周围血管或气管侵犯层次进行补充判断，需受检者屏气，呼气末进行扫描。根据扫描时间长短及患者能够耐受屏气时间，常需分为2~3次屏气扫描方能完成。

（2）诊断意义：扫描范围大，可辅助观察淋巴结、肝脏、骨、肺的情况。

（三）Ax T$_2$ FSE 不抑脂

（1）观察要点：多采用屏气以消除呼吸运动伪影进行轴位扫描。

（2）诊断意义：主要观察胸腔内淋巴结。

（四）Ax T$_2$ FSE 脂肪抑制

（1）观察要点：多采用呼吸触发技术进行轴位扫描。抑脂技术可以将病变（稍高信号）显示更清晰，并可以评价食管以外的胸部情况。

（2）诊断意义：可辅助观察淋巴结、肝脏、骨、肺的情况。

（五）Ax T$_1$ 短 TE 3D GRE

（1）观察要点：T$_1$WI 对食管分层及病变显示不佳，故用于鉴别诊断和对比增强。

（2）诊断意义：3 mm 扫描全胸段观察肺的情况，能显示肺实质信号的同时可较好显示食管解剖结构。此扫描序列去除了肺部磁敏感伪影，且食管与其周围脂肪间隙对比明显，对病变识别较好。

（六）Ax T$_1$+C 3D GRE dyn（如西门子 VIBE/Twist VIBE、GE LAVA 或飞利浦 THRIVE 等）

（1）观察要点：传统 MR 通过屏气抑制呼吸运动及减轻伪影，采用对比剂增强后，提高病变与正常黏膜、肌层的对比，从而明显提高食管癌术前 T 分期诊断符合率。该序列屏气下采集图像，扫描时间相对较短。缺点是磁敏感伪影和搏动伪影较明显，图像信噪较低，

（2）诊断意义：明确食管病变位置及数目、病变与黏膜层、肌层关系更佳，也可评价与肌层以外的关系。

（七）Ax T$_1$+C 延迟期高分辨脂肪抑制 3D GRE

（1）观察要点：常规增强扫描后进行，高分辨扫描对图像细节信息进行补充，能更清晰显示病变与黏膜层、肌层对比，还能更好地显示病变与血管关系，缺点是食管上段或临近大气管病变，易出现磁敏感伪影。

（2）诊断意义：特别是对病变与黏膜层或黏膜下层、肌层关系更佳，也可评价病变与血管关系。

（八）COR+SAG T$_1$+C 延迟期脂肪抑制 3D GRE

（1）观察要点：轴位增强扫描后进行，以对轴位图

像信息进行补充，进行屏气冠状位及矢状位扫描。屏气矢状位增强抑脂扫描，施加饱和带放置于胸前壁，尽量贴近食管病变区域，以减少心脏搏动引起的运动伪影。

（2）诊断意义：扫描范围大，可观察病变与气管、淋巴结、肝脏、骨、肺情况。

（九）Ax T_1 高分辨短 TE 3D GRE

（1）观察要点：观察锁骨上、气食沟淋巴结。

（2）诊断意义：扫描范围小，层厚薄，弥补全胸扫描时对颈下段至上纵隔区域显示不全情况，重点评价锁骨上区和气管食管沟淋巴结情况。

（十）Ax T_2 BLADE FSE

（1）观察要点：与常规 FSE 相比，螺旋桨 FSE 对食管伪影去除有很大改善，用于横断面扫描效果更好；膈肌导航自由呼吸扫描，无须屏气，对无法配合屏气及儿童有益处。

（2）诊断意义：螺旋桨 FSE T_2WI 采用非抑脂技术有利于观察食管黏膜、肌层及邻接纤维脂肪组织和周围情况，食管管壁在内侧无信号气体和外侧高信号脂肪衬托下显示清晰，观察病变与肌层及肌层以外的关系。

（十一）Ax T_1+C K空间放射状填充3D容积内插序列（西门子StarVIBE）

（1）观察要点：传统MR技术通过屏气抑制呼吸运动及减轻伪影，而StarVIBE对呼吸运动不敏感，整体上减少了运动对图像质量的影响，更适于呼吸运动、心脏搏动、食管蠕动等多因素所致伪影，并具较高空间分辨力，能更清晰区别正常管状壁层次与病变界限；尤其用对比剂增强后，提高了病变与正常黏膜、肌层对比，从而明显提高食管癌术前T分期诊断符合率。在自由呼吸下采集图像，能较好去除磁敏感和呼吸运动伪影，图像信噪比较高，缺点是扫描时间相对较长。

（2）诊断意义：明确食管病变位置及数目，病变与黏膜层、肌层的关系更佳，也可评价与肌层以外的关系。

（十二）Ax T_1+C 延迟期高分辨K空间放射状填充3D容积内插序列（西门子StarVIBE优先推荐、GE DISCO作为备选）

（1）观察要点：常规增强扫描后进行，高分辨扫描对图像细节信息进行补充，高分辨StarVIBE在自由呼吸状态下扫描，能更清晰显示病变与黏膜层、肌层对比，还能更好地显示病变与血管关系，缺点是扫描时间相对较长。

（2）诊断意义：特别是用于明确病变与黏膜层或黏膜下层、肌层的关系更佳，也可评价病变与血管关系。

（十三）SAG T_1 oblique 短 TE 3D GRE

（1）观察要点：轴位增强扫描后进行，病变与气管或左主支气管关系密切时，对局部进行切线位定位。

（2）诊断意义：主要是看病变与气管、左主支气管关系。

第六章

胃肿瘤

一、MR检查方法与操作流程

（一）技术特点

胃癌治疗前TNM分期是肿瘤综合治疗基础。肿瘤治疗计划设计、随访、疗效评估都需影像学检查辅助。MR在胃癌影像检查中属Ⅱ类推荐。文献报道其对肿瘤TNM分期敏感性、特异性与CT接近，且有上升趋势。主要因为MR是多对比度、多参数成像，同时兼具多种功能性成像技术，例如扩散加权成像（DWI）、体素内不相关运动成像（IVIM）、动态对比增强（DCE），功能性成像得到定量及半定量参数，对评价肿瘤分期，特别是淋巴结转移具重要作用。

（二）注意事项

胃属空腔脏器，腔内存在气体，具生理性不规则运动，同时受呼吸运动影响。因此胃MR扫描具一定难度，患者准备及呼吸训练是MR扫描成功的关键。

胃MR扫描须用解痉药（山莨菪碱或东莨菪碱），解痉药禁忌者无法进行MR扫描。胃镜及活检与胃MR检查间隔一周以上。扫描当日应禁食8 h以上，检查前10 min注射解痉药20 mg，饮水500~1000 mL。随后需进行多次呼吸训练，能平稳呼气末屏气开始MR扫描。

（三）适应证

（1）确诊胃癌治疗前 TNM 分期。

（2）胃癌围术期评估。

（3）胃癌疗效评估。

（4）胃癌 CT 对比剂过敏，无法行 CT 扫描评估病变。

（5）胃癌肾功能异常无法进行 CT 及 MR 增强扫描。

（四）优势与不足

（1）优秀的组织对比度，多参数形态学成像联合功能性成像，对胃病变行形态学评估同时，亦可行组织病理学评估。

（2）胃癌 MR 扫描需患者拥有较好配合度。并不是所有患者都可行胃 MR 扫描。

二、基础序列技术参数及质控要求

（一）基础序列关键技术参数

表1 基础序列关键技术参数

	名称	方位	呼吸控制	TE (ms)	层厚/间隔 (mm)	矩阵	激发次数/脂肪抑制	频率编码	带宽 kHz/像素带宽 Hz/pixel
1	T_2 FSE	COR	屏气	90	6/1	288×256	1	S/I	62/430
2	DWI	Ax	门控	Min	5/1	100×128	50,1000	R/L	160~250/2400
3	Liver T_2 FSE	Ax	门控	90	5/1	320×320	2/FS	R/L	62/388
4	T_2 FSE	Ax	屏气	90	5/1	336×336	1	R/L	62/400
5	T_2 FSE	SAG	屏气	90	5/1	336×336	1	S/I	62/400

	名称	方位	呼吸控制	TE (ms)	层厚/间隔 (mm)	矩阵	激发次数/脂肪抑制	频率编码	带宽 kHz/像素带宽 Hz/pixel
6	T$_2$ FSE	Obl	屏气	90	4/0.4	336×336	1	S/I	62/350
7	T$_1$+C 3D pre	Ax	屏气	Min	5/−2.5	224×192	1/FS	R/L	155/800
8	T$_1$+C 3D post	Ax	屏气	Min	5/−2.5	224×192	1/FS	R/L	155/800
9	T$_1$+C 3D	COR	屏气	Min	3/−1.5	272×256	1/FS	S/I	155/800
10	T$_1$+C 3D	Ax	屏气	Min	5/−2.5	224×160	1/FS	R/L	155/800
11	T$_1$+C 3D	SAG	屏气	Min	5/−2.5	224×192	1/FS	S/I	155/800

（二）基础序列质控要求

1.COR T$_2$ 屏气扫描

（1）扫描范围：扫描序列单次激发快速自旋回波序列。轴位图定位，前后包括全肝，扫描上缘包含左心室，下达髂脊。体型大者用 over sampling 包全左右结构。

（2）对比度：有效 TE 为 100 ms 左右。

（3）清晰度：层面内体素 1.3 mm^2，层厚 5 mm，间隔 1 mm。带宽≥450 Hz/pixel 或 62 kHz。

（4）伪影控制：避免屏气不佳出现呼吸运动伪影及并行采集伪影。

2.Ax DWI 门控扫描

（1）扫描范围：复制轴位 T$_2$WI 扫描范围。

（2）b 值设定：50，1000。

（3）清晰度：层面内体素小于 2.6 mm^2，内插为 1.4 mm^2，

层厚 5 mm，间隔 1 mm。带宽≥2400 Hz/pixel 或 250 kHz。

（4）伪影控制：患者平稳呼吸。

3.LIVER Ax T_2WI 脂肪抑制门控扫描

（1）扫描范围：扫描序列快速自旋回波序列。包全肝脏。

（2）对比度：有效 TE 为 85 ms 左右，相位回聚脉冲翻转角 110°。

（3）清晰度：层面内体素小于 1.1 mm²，层厚 5 mm，间隔 1 mm。带宽≥388 Hz/pixel 或 62 kHz。

（4）伪影控制：嘱平稳呼吸，避免呼吸运动伪影。

4.Ax T_2WI 屏气扫描

（1）扫描范围：扫描序列快速自旋回波序列，扫描范围复制前面 Ax T_2 范围。

（2）对比度：有效 TE 为 110 ms 左右，相位回聚脉冲翻转角 130°。

（3）清晰度：层面内体素小于 1.0 mm²，层厚 5 mm，间隔 1 mm。带宽≥400 Hz/pixel 或 62 kHz。

（4）伪影控制：患者应能呼气末屏气 15 s 左右。

5.SAG T_2WI 屏气扫描

（1）扫描范围：扫描序列快速自旋回波序列，扫描范围左右包全胃部。

（2）对比度：有效TE为110 ms左右，相位回聚脉冲翻转角130°。

（3）清晰度：层面内体素小于1.0 mm²，层厚5 mm，间隔1 mm。带宽≥400 Hz/pixel或62 kHz。

（4）伪影控制：患者应能呼气末屏气15 s左右。

6.Oblique T₂WI屏气扫描

（1）扫描范围：扫描序列快速自旋回波序列，至少在两个扫描方向上定位，扫描层面垂直肿瘤生长长轴。如肿瘤生长方向多变，分2次扫描，每次尽可能保证扫描层面垂直肿瘤生长长轴。

（2）对比度：有效TE为110 ms左右，相位回聚脉冲翻转角130°。

（3）清晰度：层面内体素小于1.0 mm²，层厚4 mm，间隔0.4 mm。带宽≥350 Hz/pixel或62 kHz。

（4）伪影控制：患者应能呼气末屏气15 s左右。

7.Ax T₁WI 3D pre屏气扫描

（1）扫描范围：扫描序列三维梯度回波（GE LA-VA-flex，西门子VIBE-dixon，联影quick3d WFI，飞利浦THRIVE），扫描范围复制前面Ax T₂WI扫描范围。

（2）对比度：激发脉冲翻转角10°~15°，确保所有 T_1WI 3D使用相同翻转角。

（3）清晰度：层面内体素小于2 mm²，层厚5 mm，层间重叠2.5 mm。带宽≥800 Hz/pixel或166 kHz。

（4）伪影控制：患者应能呼气末屏气20 s左右。如有困难，连续做2次深呼吸以提高血氧浓度再屏气。

（5）Ax T_1WI post屏气扫描。

8.Ax T_1WI 3D post屏气扫描

（1）扫描范围、对比度、清晰度、伪影控制与Ax T_1WI pre保持一致。

（2）扫描方法：动态增强扫描，4个时相，分2次扫描完成。对比剂注射剂量为0.1 mmol/kg，注射速度为2 mL/s，实时监控成像，监控点定位肺动脉主干。

（3）伪影控制：患者应能呼气末屏气20 s左右。如有困难，患者可自行用手捂住口鼻，保证屏气扫描成功。

9.SAG/COR T_1WI 3D屏气扫描

（1）扫描范围：复制矢状位或者冠状位 T_2WI 扫描范围。

（2）对比度：激发脉冲翻转角10°~15°，确保所有 T_1WI 3D使用相同翻转角。

（3）清晰度：层面内体素小于 1.2 mm^2，层厚 3 mm，层间重叠 1.5 mm。带宽≥800 Hz/pixel 或者 166 kHz。

（4）伪影控制：患者应能呼气末屏气 20 s 左右。如有困难，连续做 2 次深呼吸以提高血氧浓度再屏气。

10.Ax T$_1$WI 3D 屏气扫描

扫描信息同 Ax T$_1$WI 3D pre。

三、提升序列技术参数及质控要求

（一）提升序列关键技术参数

表 2　提升序列关键技术参数

	名称	方位	呼吸控制	TE (ms)	层厚/间隔 (mm)	矩阵	激发次数/脂肪抑制	频率编码	带宽 kHz/像素带宽 Hz/pixel
1	IVIM	COR	屏气	90	6/1	288×256	1	S/I	62/430
	b 值：0，20，50，70，100，200，400，800，1000，1200，1500								
2	DCE	Ax	自由	100	5/1	320×320	2	R/L	62/388

（二）提升序列质控要求

1.Ax IVIM 门控扫描

（1）扫描范围：DW-EPI 序列扫描。复制轴位 T$_2$WI 扫描范围。

（2）清晰度：层面内体素小于 2 mm^2，层厚 5 mm，间隔 1 mm。带宽≥2400 Hz/pixel 或者 250 kHz。

（3）伪影控制：患者平稳呼吸。

2.Ax DCE 呼吸门控扫描

（1）扫描范围：胃受呼吸运动影响，同时自身蠕动即使使用解痉剂也不能完全抑制，因此胃几乎不能DCE成像，目前只有西门子公司GRASP能做胃的DCE成像。扫描范围复制 Ax T_2WI 屏气扫描范围。

（2）扫描时间：每个时相<8 s，40个时相，扫描时间5分30秒。

（3）埋针位置：统一埋针位置，例如右手背或者右肘，如有病例不能保持相同位置，则停止扫描DCE序列，改扫基本序列。

（4）对比剂：保证扫描使用同种对比剂，不得更改。注射速度3 mL/s，注射剂量0.1 mmol/kg。20 mL盐水同样注射速度冲管。

（5）扫描方法：先扫描30 s再开始注射对比剂。

（6）伪影控制：施加局部匀场，增加磁场均匀性，减少磁敏感伪影。

四、各序列观察要点和诊断价值

（一）COR/SAG/Ax T_2WI 屏气扫描

1.观察要点

图像无伪影，胃壁结构清晰。多个方向观察肿瘤生长，固有肌层完整性，与邻近组织脂肪间隙是否消失，是否侵犯临近组织，观察胃区淋巴结。

2.诊断意义

用于胃癌 TNM 分期，特别是 N 分期，观察固有肌层完整性，是否侵犯临近组织，助力 T 分期诊断。

（二）Ax DWI/IVIM 呼吸门控扫描

1.观察要点

图像无明显呼吸运动伪影，无伪影，结构显示清晰。重点观察高 b 值图像有无异常高信号。低 b 值图像对胃壁显示较好，可观察浆膜层完整性及与邻近组织关系。

2.诊断意义

DWI 与 IVIM 均属功能性成像。形态学特点与功能定量及半定量数据结合对发现病变、诊断和鉴别诊断、分期及疗效评估均有重要意义。

（三）LIVER T_2WI 脂肪抑制门控扫描

1.观察要点

脂肪抑制均匀，无明显呼吸运动伪影，肝内结构清晰。重点观察肝内有无异常信号。

2.诊断意义

胃癌易发生肝转移，对已明确诊断胃癌 MRI 扫描均行 LIVER T$_2$WI 脂肪抑制门控扫描除外肝转移。

（四）Ax T$_1$WI 3D PRE/POST

1.观察要点

图像无伪影，脂肪抑制均匀。

2.诊断意义

评价肿块强化与黏膜、肌层、浆膜、临近组织的关系。增强早期不同的强化表现来区分纤维化和残余肿瘤成分，从而有助于评价疗效。

（五）Ax T$_1$WI 3D delay/SAG T$_1$WI 3D

1.观察要点

图像脂肪抑制均匀，无伪影，结构显示清晰。

2.诊断意义

胃壁分层更清晰，多角度观察病变，有助肿瘤分期与疗效评估。

（六）Ax DCE 自由呼吸

1.观察要点

图像脂肪抑制均匀，结构清晰，无伪影。

2.诊断意义

功能性成像，经后处理得药代动力学参数，对疗效评估价值重大。

第七章

直肠肿瘤

一、MR检查方法与操作流程

（一）技术特点

直肠癌TNM分期及疗效评估要求影像学图像清晰显示肠壁各层结构，肿瘤与正常肠壁、肿瘤与邻近组织关系。MR具有较高软组织对比度，3.0 T多通道线圈提供充足信噪比及空间分辨率，高清MR直肠成像可清晰显示局部细节。

MR直肠成像中脂肪具重要作用，是天然组织对比剂，在其映衬下，淋巴结、直肠壁、直肠系膜筋膜、腹膜、临近组织关系清晰显示。因此，直肠MR扫描T_2WI均采用非脂肪抑制方式扫描。

为显示局部细微结构，必须保证扫描图像具足够分辨率，斜轴位扫描体素应小于或等于0.625 mm×0.625 mm×3 mm。体素计算公式为扫描视野/频率编码×扫描视野/相位编码×层厚。为显示肠壁层次，所有扫描均采用高分辨率，扫描时间长，扫描时噪声大，身体必须保持静止。这是MR扫描不足之处。

（二）注意事项

MR直肠扫描应避开直肠镜或腔内超声检查。肠内操作会使肠道处于激惹状态，当天行MR扫描图像运动伪影明显，无诊断价值。黏膜水肿可能影响诊断。

MR直肠扫描无须特殊肠道准备。扫描前患者排尿，如可能亦排便、排气。膀胱过度充盈及直肠充盈都可能产生运动伪影，或DWI图像出现磁敏感伪影。

MR直肠扫描最好注射解痉药，需提前10 min注射山莨菪碱或东莨菪碱20 mg。告知患者扫描时不要有提肛动作，保持身体静止，否则各种运动伪影使直肠细节显示不清。如因禁忌证无法注射解痉药，需调整扫描协议或使用螺旋桨成像技术扫描，如图像质量仍无法满足诊断，则停止扫描。

（三）适应证

（1）临床确诊直肠癌，需进行影像学评估，制定治疗方案。

（2）直肠癌患者治疗后，需进行疗效评估。

（3）直肠癌患者术后怀疑局部复发。

二、基础序列技术参数及质控要求

（一）基础序列关键技术参数

表1　基础序列关键技术参数

	名称	方位	FOV (cm)	TE (ms)	层厚/间隔 (mm)	矩阵	激发次数/脂肪抑制	频率方向	带宽kHz/像素带宽Hz/pixel
1	定位扫描	三平面	40	按照默认参数扫描					
2	校准扫描（GE专有）	Ax	48						
3	T_2 FSE	SAG	26	110	4/0.4	352×288	2	A/P	62/350
4	T_2 FSE	COR	26	110	4/0.4	352×288	2	R/L	62/350
5	T_2 FSE	Ax	16~20	110	3/0.3	256×256内插	4	A/P	41/320
6	T_2 FSE	Obl Ax	16	110	3/0.3	256×256内插	4	A/P	31/280
7	DWI	Ax	34	Min	4/0.4	128×128	0,1000	R/L	250/2500~3900
8	T_1 3D	Ax BH	34	Min	3/−1.5	288×256	1/Dixon	R/L	150/600~1100
9	T_1+C 3D Dyn	Ax	34	Min	3/−1.5	320×320	1	R/L	150/600~1100
10	T_1+C 3D	SAG BH	30−	Min	3/1.5	272×272	1/Dixon	S/I	150/600~1100

（二）基础序列质控要求

1.SAG/COR T_2 FSE

（1）扫描范围：扫描视野上缘腰4~5椎间隙，下达臀部最下缘，调整其前后左右位置，使人体结构位于扫描视野中心。矢状位正中心扫描20~24层，冠状位后缘尾骨，前缘包全直肠，矢冠状位扫描均不打角度。

（2）对比度：有效 TE 为 110 ms 左右，相位回聚脉冲角度≥130°。

（3）清晰度：层面内体素小于 0.8 mm×0.8 mm，层厚 4 mm，间隔 0.4 mm。ETL 小于 24，带宽≥388 Hz/pixel 或者 62 kHz。

（4）伪影控制：如有可能使用腹带勒紧患者盆部，显著减弱呼吸运动伪影，翻转编码方向，使相位编码位于上下方向，使用 2 个以上激发次数。

2. Ax T_2 FSE

（1）扫描范围：扫描视野上缘腰 5—骶 1 椎间隙，下缘肛直肠环，调整其前后左右位置，使人体结构位于扫描视野中心。

（2）对比度：有效 TE 为 110 ms 左右，相位回聚脉冲角度≥130°。

（3）清晰度：层面内体素小于 0.78 mm×0.78 mm，层厚 3 mm，间隔 0.3 mm。ETL 小于 18，带宽 320 Hz/pixel 或者 41 kHz。

（4）信噪比：充足的信号强度是图像质量的关键，因本序列为高分辨率扫描，必须使用多次激发保证信噪比，激发次数最小为 4 次。

（5）伪影控制：翻转相位编码方向使呼吸运动伪影位于左右方向。

3.Oblique T_2 FSE

（1）扫描范围：在 SAG T_2 FSE 找到肿块，扫描层面垂直肿瘤长轴，包全病变即可。

（2）对比度：有效 TE 为 110 ms 左右，相位回聚脉冲角度≥130°。

（3）清晰度：层面内体素小于 0.625 mm×0.625 mm，层厚 3 mm，间隔 0.3 mm。ETL 小于 18，带宽 280 Hz/pixel 或者 31 kHz。

（4）信噪比：信号强度是图像质量关键，因本序列为高分辨率扫描，必须使用多次激发保证信噪比，激发次数最小为 4 次。

（5）伪影控制：翻转相位编码方向使呼吸运动伪影位于左右方向。

4.Ax DWI

（1）扫描范围：复制 Ax T_2 FSE 扫描范围。

（2）b 值选择：选择 0，1000 或者 50，1000 均可，如果对 ADC 图像质量要求较高，建议选择 50，1000。如希望自由水彻底变暗，高 b 值选择 1200。

（3）信噪比：为保证充足的信号强度，扫描视野设定 34 cm，层厚 4 mm。

（4）图像观察要点：图像无明显运动伪影。组织结构清晰，肿块与邻近正常肠道对比清晰。

5.Ax T_1 3D DIXON BH

扫描范围：复制 Ax T_2 FSE 扫描范围，屏气扫描。

6.OAx T_1+C 3D DIXON dyn

（1）准备两套动态图像，保持同样 TE、扫描时间，一套斜轴位，另一套斜冠位。

（2）扫描范围：复制 Oblique T_2 FSE 扫描范围。据其方向选择斜轴位或斜冠位动态增强序列。

（3）扫描方法：共扫描 7 个时相，每个时相 30 s，扫描蒙片后暂停，以 2 mL/s 速度注射对比剂，注药后 15 s，连续扫描 6 个时相。

7.Ax T_1+C 3D DIXON BH

复制平扫 Ax T_1 3D DIXON BH 信息，屏气扫描。

8.SAG T_1+C 3D BH

复制 SAG T_2 FSE 扫描范围即可，屏气扫描。

三、提升序列技术参数及质控要求

（一）提升序列关键技术参数

表2　提升序列关键技术参数

	名称	方位	FOV(cm)	TE(ms)	层厚/间隔(mm)	矩阵	b值/激发次数	频率方向	带宽kHz/像素带宽Hz/pixel
1	3D T₂ FSE	COR	38	110	1.0/-0.5	416×416	2	S/I	62/300
2	IVIM	Ax	34	Min	4/1	128×128	4	R/L	250/2500~3900
	IVIM b值设定/NEX	0/1,20/1,50/1,70/1,100/1,200/1,400/2,800/2,1000/4,1200/4,1500/6							
3	小视野DWI	Obl	20	Min	4/0.4	160×90	50/1,800/10	默认	250/2500~3900
4	DCE T₁+C 3D	Obl BH	34	Min	3/-1.5	240×240	1	A/P	31/242

（二）提升序列质控要求

1.COR T₂ FSE 3D

（1）分辨率：此序列为各向同性扫描，扫描分辨率≤0.9 mm×0.9 mm×1.0 mm，如因体型需调整FOV，扫描矩阵必须同时调整，保证分辨率一致。

（2）对比度有效TE为110 ms，ETL为140。

（3）伪影控制：①激发次数2，必须使用2次以上激发，消除自由感应衰减（FID）伪影；②选择性射频脉冲激发，减少层面方向卷褶伪影。

（4）诊断意义：精细扫描观察肿瘤与肛直肠环的关系；肿瘤与盆底肌、腹膜反折等结构关系；任意角度重建观察肿瘤整体；有助于显示肠系膜下血管周围淋巴结。

2.Ax IVIM

（1）基本质控同Ax DWI。

（2）扫描范围：复制Ax T$_2$扫描范围，将层数减少到覆盖肿瘤局部。

（3）诊断意义：功能成像法，兼顾DWI评价肿瘤活性优势，尤其是新辅助治疗后疗效及血管灌注评价。

3.Oblique DWI（小视野）

（1）扫描范围：复制Oblique T$_2$或者OSAG T$_2$定位信息。

（2）扫描视野20~24 cm，层厚4/0.4 mm，0.5 phase FOV。

（3）诊断意义：任意角度小视野高分辨率DWI成像，肿瘤活性残余及疗效评价。

4.Oblique DCE

（1）扫描时间：每个时相小于6 s，48时相，扫描时间5分30秒。

（2）扫描范围：扫描方向复制Oblique T$_2$。如果病变位置高，水平走向，此时Oblique T$_2$为冠状位，增加

DCE序列扫描视野，覆盖人体左右范围。

（3）埋针位置：统一埋针位置，例如右手背，或者右肘，如有病例不能保持相同位置，停止扫描DCE序列，改扫基本序列。

（4）对比剂：保证扫描使用同样对比剂，不得更改。注射速度3~5 mL/s，注射剂量根据体重计算，20 mL盐水同样注射速度冲管。

（5）扫描方法：扫描开始倒计时，至5：00注射对比剂。

四、各序列观察要点及诊断要点

（一）SAG T$_2$ FSE

1.观察要点

图像无明显各种运动伪影。图像内组织结构清晰显示，肿块与邻近正常肠壁对比明显，腹膜折返显示清晰。

2.诊断意义

观察肿瘤位置，清晰显示腹膜反折、肛门直肠环结构，为COR T$_2$、Oblique T$_2$扫描定位。

（二）COR T$_2$ FSE

1.观察要点

图像无明显各种运动伪影。图像内组织结构清晰显示，肿块与邻近正常肠壁对比明显，盆底肌清晰显示。

2.诊断意义

对下段直肠癌诊断意义大，评价肿瘤是否侵犯盆底肌及肛直肠环，辅助临床术式选择；可显示肠系膜下血管旁淋巴结。

（三）Ax T$_2$ FSE

1.观察要点

图像无明显各种运动伪影。图像内结构显示清晰，淋巴结包膜及内部结构对比明显，直肠内病变与直肠壁对比明显，腹膜折返显示清晰。

2.诊断意义

可用于直肠癌的 N 分期诊断；亦可观察腹膜反折、直肠系膜筋膜以及髂外血管旁、腹股沟区等非区域淋巴结。

（四）Oblique T$_2$ FSE

1.观察要点

图像无明显各种运动伪影。图像内结构显示清晰，直肠内病变与直肠壁对比明显，直肠壁层次清晰。

2.诊断意义

主要用于直肠癌的 T 分期诊断，评价肿瘤与直肠系膜筋膜关系。

（五）Ax DWI

1.观察要点

图像无变形，无伪影，高 b 值图像有足够信噪比。

2.诊断意义

评价肿瘤活性，尤其新辅助治疗后疗效评价，以及有无活性残留。

（六）Ax T_1 3D

1.观察要点

图像无运动伪影，结构清晰，脂肪抑脂均匀，无水脂计算错误。

2.诊断意义

鉴别含蛋白或者出血的病理改变；观察盆腔骨性结构。

（七）Ax T_1+C dyn

1.观察要点

图像无运动伪影，结构清晰，脂肪抑脂均匀，无水脂计算错误。

2.诊断意义

评价早期肿块的结节状强化与黏膜与肠壁的关系。

增强早期不同的强化表现来区分纤维化和残余肿瘤成分，从而有助于评价疗效。

（八）Ax/SAG T_1+C 3D dixon

1.观察要点

图像无运动伪影，结构清晰，脂肪抑脂均匀，无水脂计算错误。

2.诊断意义

多角度评价肿块、黏膜、肠壁、纤维化强化，有助肿瘤分期与疗效评价。

（九）COR T_2 3D FSE

1.观察要点

图像无运动伪影，结构清晰。

2.诊断意义

任意角度重建观察肿瘤及其与周围结构关系。

（十）Ax IVIM

1.观察要点

图像无变形，无伪影，信噪比足够。

2.诊断意义

功能成像法，兼顾DWI评价肿瘤活性优势，尤其是新辅助治疗后疗效评价，以及有无活性残留；评价肿瘤毛细血管灌注。

（十一）Oblique DWI 小视野

1.观察要点

图像无变形，无伪影，信噪比足够。

2.诊断意义

小视野、高分辨率 DWI 成像，精细显示肿瘤内部活性。

（十二）Oblique DCE

1.观察要点

图像无变形，无伪影，信噪比足够。

2.诊断意义

得到定量参数及半定量参数，判定病变范围及疗效评估。

第八章

肝胆肿瘤

一、MR检查方法与操作流程

（一）技术特点

肝脏多模态MR具无辐射、组织分辨率高、可多方位多序列参数成像的优势，且具形态结合功能（包括扩散加权成像DWI等）综合成像能力，成为肝癌临床检出、诊断、分期和疗效评价的优选影像技术。多模态MR检出和诊断直径≤2.0 cm肝癌能力优于动态增强CT。同时，用肝细胞特异性对比剂钆塞酸二钠（Gd-EOB-DTPA）可提高直径≤1.0 cm肝癌检出率以及对肝癌诊断与鉴别诊断的准确性。MR对胆系疾病检出也有很高的敏感性，MRCP能很好显示胆系结构，多方位成像能更直观显示梗阻部位及累及范围。

由于高端MR设备普及性和MR扫描复杂性，肝脏MR暂不能完全替代彩超、CT在肝胆肿瘤的检测。

（二）注意事项

肝胆MR检查要求患者禁食禁水4~6 h，以避免肠内容物伪影对图像质量产生影响。

检查前呼吸训练。尽可能训练受检者采用呼气末屏气，呼气末屏气位点相对稳定，吸气末位点容易变化，难以保证每次屏气都在呼吸周期相近位点。

摆位要求双手上举，根据患者情况（如肩周炎、老年人）调整最适体位，避免无法坚持导致运动伪影；同时要求将线圈中心对准剑突下缘，并将线圈中点置于主磁体中心，以免局部磁场不均匀，并改善磁敏感伪影及压脂不均。

（三）适应证

（1）患者经彩超及CT检查后病变性质无法确定的患者。

（2）肝脏肿瘤病变手术、介入或消融治疗后疗效评价。

（3）肝脏肿瘤患者术后怀疑局部复发。

二、基础序列技术参数及质控要求

（一）基础序列关键技术参数

表1　基础序列关键技术参数

	名称	方位	FOV（mm）	TR/TE（ms）	层厚/间隔（mm）	矩阵	激发次数/脂肪抑制	频率方向	备注
1	定位扫描	三平面	450×450	按照默认参数扫描					
2	T₂ SSFSE	COR BH	360×360	1400/85	5/1	256×256	1	FH	—

	名称	方位	FOV(mm)	TR/TE(ms)	层厚/间隔(mm)	矩阵	激发次数/脂肪抑制	频率方向	备注
3	T₂ FSE	Ax RT	380×380	2000/76	6.5/1.3	320×320	1/FS	AP	肠道清洁不完全者可联合BLADE技术抑制伪影
4	T₁同反相位	Ax BH	380×308	170/1.23/2.46	6.5/1.3	256×256	1	RL	先采集反相位
5	DWI	Ax RT	440×328	5200/49	6.5/1.3	134×134	FS	RL	采用呼吸门控，并尽可能缩短TE时间
6	T₂ SSFSE	2D MRCP	300×300	4500/735	50~70	384×269	FS		多角度厚层块MRCP时，各层块之间应保持一定的时间间隔
7	T₁+C 3D Dyn	Ax BH	380×308	3.31/1.3	3/0.3	320×240×160	1/FS	RL	动脉晚期及静脉期分别在注药后20 s及55 s采集
8	T₁+C 3D	COR BH	450×336	4.28/1.35/2.58	2/0.2	320×216×160	1/DIXON	FH	延迟2 min后采集
9	T₁+C 3D Delay	Ax BH	380×308	3.31/1.3	3/0.3	320×240×160	1/FS	RL	延迟3 min后采集
10	肝特异性对比剂增强	Ax BH	380×308	3.31/1.3	3/0.3	320×240×160	1/FS	RL	重聚翻转角设置为20°~25°
11	&	COR BH	450×336	4.28/1.35/2.58	2/0.2	320×216×160	1/DIXON	FH	

（二）基础序列质控要求

1.COR T$_2$ SSFSE

（1）扫描范围：冠状位扫描视野要包含整肝前后缘，并调整其前后左右位置，使肝位于扫描视野中心。针对胆囊必要时增加沿管道走行斜冠或斜矢状位成像。

（2）对比度：TE设置为70~90 ms。通过改变TE可辅助判定病灶内部成分。

（3）伪影控制：采用长的回波链（ETL为200~256）该序列并无明显的呼吸运动伪影，采用相对稳定的呼气末屏气可以避免遗漏病灶。

2.Ax T$_2$ FSE FS RT

（1）扫描范围：横段位视野上缘包膈顶，下缘包含肝底，调整其前后左右位置，使肝脏位于扫描视野中心。

（2）对比度：TE设置为70~90 ms。

（3）信噪比：FSE用较短回波链（ETL为30~40），比SSFSE能提供更充足信号强度。

（4）伪影控制：用频率压脂法减轻腹壁脂肪运动伪影；用呼吸门控或膈肌导航可充分抑制运动伪影；胃肠排空不彻底可用刀锋技术BLADE减轻肠运动伪影。

3.T_1同反相位

（1）扫描范围：复制 Ax T_2 FSE 扫描范围。

（2）对比度：TR 设置为 100~250 ms，TE 为 1.23/2.46，相位回聚脉冲为 50°~90°。

（3）伪影控制：屏气欠佳者可用呼吸触发快速梯度回波序列成像；对体型偏大者，加速因子可适当降低或通过增加 FOV 来减轻并行采集伪影。

4.Ax DWI RT

（1）扫描范围：复制 Ax T_2 FSE 扫描范围。

（2）b 值选择：选择 50，1000。如希望自由水彻底变暗，可增加 b 值为 1200。

（3）信噪比：高 b 值激发次数为 6。

（4）伪影控制：用呼吸触发技术并尽可能缩短 TE 时间减轻呼吸运动伪影及磁敏感伪影；对体型偏大者，加速因子可适当降低以减轻并行采集伪影。

5.MRCP 2D

（1）扫描方向：以胆总管为中心作径向定位。

（2）对比度：TE 为 400~800 ms，TR 为 6000~8000 ms。使用频率压脂法抑制脂肪。

（3）信噪比：多角度厚层块 MRCP 时，各层块间保持一定时间间隔，以避免饱和效应对图像信噪比影响。

（4）伪影控制：对腹水患者，可选择性放置饱和带抑制腹水信号，进而提高MRCP图像质量。

6.Ax T_1+C 3D Dyn

（1）扫描范围：复制Ax T_2 FSE扫描范围，屏气扫描。

（2）扫描方法：共扫描3个时相，每个时相16 s，扫描蒙片后暂停，以2~3 mL/s速度注射对比剂，注药后20 s开始采集动脉晚期，55 s后采集静脉期。

（3）伪影控制：对体型偏大者，加速因子可适当降低或通过增加FOV来减轻并行采集伪影。

7.COR T_1+C 3D

（1）扫描范围：复制COR T_2 SSFSE扫描范围，屏气扫描。

（2）时相控制：注药后2 min开始采集。

（3）伪影控制：对体型偏大者，加速因子可适当降低或者通过增加FOV来减轻并行采集伪影。

8.Ax T_1+C 3D Delay

（1）扫描范围：完全复制OAx T_1+C 3D Dyn序列。

（2）时相控制：注药后3 min开始采集。

（3）伪影控制：对体型偏大者，加速因子可适当降低或者通过增加FOV来减轻并采伪影。

9.肝胆特异性对比剂增强（以Gd-EOB-DTPA为例）

（1）扫描范围：复制T_2FSE及COR T_2SSFSE扫描范围，屏气扫描。

（2）扫描方法：动态增强及延迟期同常规对比剂增强，增加肝胆期扫描，在对比剂注射15~20 min后开始扫描。

（3）对比度：增加重聚翻转角至20°~25°。

（4）伪影控制：对体型偏大者，肝胆特异期增强加速因子可适当降低或通过增加FOV来减轻并采伪影；用多动脉期增强技术，可避免由造影剂注射导致的一过性严重呼吸运动伪影，尽可能保证能采集到质量优良动脉晚期图像。

三、提升序列技术参数及质控要求

（一）提升序列关键技术参数

表2　提升序列关键技术参数

	名称	方位	FOV (mm)	TR/ TE (ms)	层厚/ 间隔 (mm)	矩阵	b值/ 激发次数	频率方向	备注
1	Resolve DWI	Ax RT	440 ×328	5200 /49	6.5/1.3	440×328	50/2； 1000/6	RL	Segment>5
2	rFOV DWI	Ax RT	200 ×120	3800 /68	3/0.3	100×100	50/2； 1000/6	RL	—

中国肿瘤整合诊治技术指南（CACA）

	名称	方位	FOV (mm)	TR/TE (ms)	层厚/间隔 (mm)	矩阵	b值/激发次数	频率方向	备注
3	SPACE	3D MRCP RT	380×380	2400/352	1/0	384×276×257	—	—	呼吸均匀者用，采用FS压脂
		3D MRCP BH	320×320	1600/448	1.3/0	320×288×160	—	—	呼吸不均匀者用，采用FS压脂
4	T_1+C 3D 多动脉期	Ax BH	380×308	3.31/1.3	3/0.3	216×216×144	—	RL	2.66 s/phase，采集6个phase，共16 s；在对比剂注射后15 s开始扫描，K空间中心覆盖23~33 s时间段

（二）提升序列质控要求

1.Resolve DWI RT

（1）扫描范围：复制 Ax T_2 FSE扫描范围。

（2）信噪比：K空间频率编码方向分段次数大于5。

（3）诊断意义：利于肝脏小病变显示以及精准肿瘤定量。

2.rFOV DWI RT

（1）扫描范围：覆盖胆囊病变局部。

（2）扫描视野：200 mm×120 mm，层厚3/0.3 mm。

（3）诊断意义：小视野高分辨率DWI成像，辅助胆囊病变性质判断及精准分期。

3.3D MRCP RT/BH

（1）扫描范围：如需观察肝管结构，扫描模块应与左右肝管走行相一致；如需观察胆总管及胰管结构，扫描模块应与主胰管走行相一致。

（2）对比度：TE为400~800 ms，TR为6000~8000 ms。使用频率压脂法抑制脂肪。

（3）信噪比：层厚为1~1.3 mm，层间距为0。

（4）诊断意义：多角度观察梗阻位置，可做MPR，薄层MIP重建观察局部情况。

4.T_1+C 3D多动脉期

（1）扫描范围：复制Ax T_2 FSE扫描范围，屏气扫描。

（2）扫描期相：每个时相2.66 s，6时相，扫描时间16 s。

（3）扫描方法：对比剂注射15 s后开始扫描，多用K空间中心采集技术，整个扫描K空间中心采集时间覆盖23~33 s时间段多次采集。

四、各序列观察要点及诊断要点

（一）平扫

1.观察要点

图像无明显各种运动伪影。

2.诊断意义

观察肝整体形态、质地、信号改变，显示肿瘤位置、大小及边缘情况；通过病灶 T_1、T_2 信号改变进行基本定性诊断；显示肿瘤内部出血、坏死、囊变、血流信号，同时显示胆管及脉管受侵或腔内栓子。

（二）动态增强

1.观察要点

图像无明显呼吸运动伪影及并行采集伪影。图像内结构清晰，脂肪抑脂均匀，无水脂计算错误。要求能采集合格动脉晚期图像，评价标准为：肝动脉显著强化，门静脉主干及肝内分支明确强化，肝静脉无强化。

2.诊断意义

注药前蒙片作为强化对照，常规动态增强可用于发现病变，了解病变范围，病灶血供特点评价及脉管侵犯评价、肿瘤周围包膜等。冠状位增强可各向同性重建并多角度评价病变位置、范围及脉管侵犯等，有助肿瘤分期。针对性采用动脉期内多期增强可确保获得完整动脉期图像，显示肿瘤早期强化特点。

（三）肝细胞特异性对比剂增强

1.观察要点

图像无明显呼吸运动伪影及并行采集伪影。图像内结构显示清晰，脂肪抑脂均匀，无水脂计算错误，正常肝实质强化明显，胆总管显影。

2.诊断意义

根据病灶是否存在对比剂摄取评价肝脏病变内的肝细胞摄取和排泄功能，便于肝细胞源性良性、恶性肿瘤鉴别，及其与非肝细胞源性病变鉴别，利于肝内微小病变及转移灶发现，可用于评价肿瘤恶性程度和肝功评价。

第九章

胰腺肿瘤

一、MR检查方法与操作流程

(一)技术特点

胰腺良恶性肿瘤种类繁多,具有早期检出困难、手术难度大、风险高等特点,影像学在胰腺癌诊断、分期和疗效监测中具重要价值。增强CT是胰腺癌诊断和术前分期的首选影像方法。但在等密度胰腺癌的检出、淋巴结转移评估、新辅助治疗后再分期、可疑肝脏转移灶评估等方面,常规CT有局限性。MR因其较高软组织分辨率和多序列成像特点,可有效弥补CT不足。

胰腺MR扫描序列大致包括T_1WI轴位同反相位梯度回波、脂肪抑制T_2WI快速自旋回波、T_1WI多期对比增强,自旋回波MRCP水成像和弥散加权成像等。扫描设备,3.0 T MR能提供比1.5 T MR更高的信噪比和空间分辨率,近年研究显示,3.0 T MR胰胆管成像质量优于1.5 T设备。MR的不足是采集时间长,需患者呼吸配合,不适于带金属植入物、幽闭恐惧等禁忌证者。

(二)注意事项

禁食水4 h,检查前,排除MR禁忌证,训练患者规律呼吸和屏气。

（三）适应证

（1）胰腺癌的诊断与鉴别。

（2）胰腺癌的术前分期、指导制定治疗方案。

（3）胰腺癌治疗后疗效评估。

（4）胰腺癌患者可疑肝转移灶的诊断与鉴别。

二、基础序列技术参数及质控要求

（一）基础序列关键技术参数

表1　1.5 T MR 胰腺成像的扫描参数

	方位	FOV	Matrix	层厚/层间距	TR/TE	Voxel size
定位相	三平面	—	—	—	—	—
T₂WI-SSFES	Cor	380~400 mm	256×100%	4/0.4	1150/80	1.6×1.8
T₂WI-FSE	Ax	380~400 mm	320×100%	4/0.4	1150/80	1.3×1.4
2D SPGR I/O	Ax	380~400 mm	320×78.1%	4/0.4	150/2.3, 4.6	1.8×2.0
T₁ 3D SPGR	Ax	380~400 mm	320×78.1%	3.0/-2	3.8/1.87	1.8×2.0
T₁ 3D SPGR	Cor	380~400 mm	320×78.1%	3.0/-2	3.8/1.87	1.8×2.0
DWI	Ax	380~400 mm	192×81.3%	4/0.4	3000/65	3×3

表2　3.0 T MR 常规胰腺成像的扫描参数

	方位	FOV	Matrix	层厚/层间距	TR/TE	Voxel size
定位相	三平面	—	—	—	—	—
T₂WI-SSFSE	Cor	380~400 mm	256×100%	4/0.4	1100/80	1.5×1.6
T₂WI-FSE	Ax	380~400 mm	320×100%	4/0.4	1100/80	1.5×1.5
2D SPGR I/O	Ax	380~400 mm	320×78.1%	4/0.4	130/1.15, 2.3	1.5×1.6
T₁ 3D SPGR	Ax	380~400 mm	320×78.1%	3.0/-2	3.1/1.45	1.5×1.6
T₁ 3D SPGR	Cor	380~400 mm	320×78.1%	3.0/-2	3.1/1.45	1.5×1.6
DWI	Ax	380~400 mm	192×81.3%	4/0.4	3000/65	3×3

（二）基础序列质控要求

1.定位像

定位中心位于剑突；三平面定位首选 T_2 SSFSE 序列，对病灶更敏感。为避免卷褶伪影，患者双前臂应交叉抱头。

2.冠状位 T_2WI-SSFSE

扫描范围覆盖肝脏至肾下极。该序列利用单次激发采集，采集速度短、成像迅速，能有效避免呼吸运动伪影。冠状位 T_2WI 成像范围大，可纵览腹部，作为横断位图像的补充。

3.横断位 T_2WI-FSE

TR 为 3000~4000 ms，TE 为 80~100 ms。FOV 应超过解剖25%，使用部分相位编码FOV缩短扫描时间；可通过添加上下饱和带改善血管搏动或运动伪影。胰周富含脂肪，会降低图像对比度、影响病灶观察，因此胰腺 T_2WI 扫描应用脂肪抑制。脂肪抑制法可用化学位移或反转恢复法。化学位移法利用脂肪和水分子进动频率的差异进行脂肪抑制。通过在层面选择脉冲前事先施加90°饱和脉冲和扰相梯度脉冲，抑制脂肪中的氢质子被激发。该法对主磁场场强具依赖性，在低场设备可能会导致脂肪抑制不充分。反转恢复法是利用水和脂肪中氢质子 T_1 时间差异对脂肪进行选择性抑制，不同场强下脂肪 T_1 值不同，通常在 1.5 T 设备下反转时间应大于 150 ms。

4. T_1WI 2D SPGR I/O

本序列常用呼吸末屏气采集；TR 选择最短 TR，TE 约 2.3/4.6 ms（1.5 T）、1.15/2.3 ms（3.0 T），层厚 4 mm。采集时预设两个 TE，一次扫描得到同相位、反相位两组图像，观察同反相位图像信号衰减有助于脂肪变性病灶诊断。也可用 Dixon 技术将同反相位图像进行重建，得到水相和脂肪相图像。

5. 2D SE DWI

扫描范围覆盖肝至肾下极，可复制为 T_2WI 定位线。DWI 成像采用平面回波技术采集信号，TR 为 3000~6000 ms，层厚 4 mm；DWI 成像对呼吸运动不敏感，可在自由呼吸下扫描。低 b 值可选 0 至 50，高 b 值可选择 1000 至 1200。该技术受磁敏感伪影影响较大，若有金属等因素，可导致图像质量降低。

6. T_1WI 增强

扫描范围覆盖肝至肾下极。Gd–DTPA 使用剂量为 0.2~0.3 mL/kg，注射流速 2 mL/s。屏气扫描，先扫描蒙片，完成蒙片扫描后暂停，注药后 15 s、25 s、60 s 分别扫描动脉早期、动脉晚期和门脉期图像。

三、提升序列技术参数及质控要求

（一）提升序列关键技术参数

表3　提升序列关键技术参数

	序列	平面	TR(ms)	TE(ms)	FOV	Matrix	层厚	呼吸
2D MRCP	HASTE	Cor	6000	400	300×300	288×288	5	屏气
3D MRCP	FSE	Cor	3333	387	300×300	288×288	1	呼吸门控

（二）提升序列质控要求

1.2D MRCP

在横断位 T_2 图像上定位，采用厚层模块扫描，TE 值为 400~600 ms，TR 值为 6000~8000 ms，层厚 50 mm。定位以胆总管下段为中心，采用放射状的定位方式，扫描范围涵盖胆囊、肝内外胆管、胰管。可顺时针或逆时针扫描，分多次屏气扫描完成。

2.3D MRCP

在横断位 T_2 图像上定位，定位平行于胰管，扫描范围涵盖胆囊、肝内外胆管、胰管。可根据需要观察的结构，合理调整定位角度。呼吸触发 3D MRCP 采用自选回波薄层扫描的方式，图像信噪比高。但该方式扫描时间长、受运动影响大，要求患者扫描时呼吸均匀。添加饱和带可有效改善运动伪影。

四、各序列观察要点和诊断要点

（一）Cor T_2-SSFSE

1.观察要点

图像无明显运动伪影，图像内组织结构清晰显示。

2.诊断意义

纵览腹部，全面观察病变和周围结构，有利定位和扫描方案制定。

（二）Ax T_2-FSE

1.观察要点

图像无明显运动伪影，组织结构清晰显示，脂肪抑制效果良好。

2.诊断意义

在脂肪抑制 T_2WI 肿瘤呈稍高信号，胰腺组织呈灰黑色，可清晰显示肿瘤病变。T_2WI 对肝转移灶和良性病变鉴别也具重要价值。

（三）Ax T_1WI 2D SPGR I/O

1.观察要点

图像无明显运动伪影，组织结构清晰显示，无水脂计算错误。

2.诊断意义

T_1WI是发现胰腺病变的重要序列，胰腺组织因富含蛋白酶和糖原，在T_1WI呈高信号，瘤性病变在T_1WI多呈低信号，二者信号对比利于病变检出。通过同反相位信号衰减和勾边效应观察可判断病变内脂肪变性和脂肪组织。

（四）Ax T_1WI增强

1.观察要点

图像无明显运动伪影，组织结构清晰显示，脂肪抑制效果良好。

2.诊断意义

典型胰腺癌为乏血供肿瘤，增强呈轻度强化；正常胰腺由胰十二指肠动脉和脾动脉分支供血，动脉期显著强化，二者强化差异使病变清晰显示。动脉早期对胰周动脉显示效果最佳。动脉晚期图像中正常胰腺和胰腺癌信号对比最为显著，有利小病灶显示，可用于观察病变与胰腺、胰周的关系。门脉期用于观察门静脉及其分支侵犯情况，对肝转移灶检出也具重要价值。

（五）Ax DWI

1.观察要点

图像无变形、无伪影，图像信噪比足够。

2.诊断意义

DWI成像用于评价水分子扩散运动的速率。胰腺恶性肿瘤及其转移灶水分子扩散受限，在高b值DWI上呈高信号，ADC值减低。该序列对肝内转移灶的诊断、疗效评估上具重要价值，也有研究显示DWI成像在胰腺癌新辅助治疗后纤维化和残余肿瘤评价上具有优势。

（六）MRCP

1.观察要点

图像无伪影，脂肪和腹腔脏器信号抑制良好，胰胆管显示清晰。

2.诊断意义

MRCP可清晰显示胰管与胆管结构的走形和管腔扩张情况，用于判断胰腺肿瘤与胰管的关系、胆道梗阻的程度和部位等。

子宫肿瘤

一、MR检查方法与操作流程

(一)技术特点

MR检查软组织分辨率较高,其多方位、多序列、多参数成像方式可清晰显示子宫解剖结构,精准评估宫颈癌和子宫内膜癌的侵犯范围、与盆腔内脏器毗邻关系及区域淋巴结转移等情况,且盆腔MR检查受呼吸运动和肠蠕动影响小,不必担心辐射损伤,因此是子宫肿瘤最佳影像学检查方法。

(二)注意事项

(1)检查前需确认无宫内节育器,如需取环,建议取环2~3 d后行MR检查,并于检查前取出阴道内填塞物。

(2)检查前禁食4~6 h;无禁忌证者用肠蠕动抑制剂(20 mg丁莨菪碱或1 mg胰高血糖素)减少肠运动伪影。

(3)检查前1 h排空膀胱;建议检查前一天口服缓泻药清洁肠道,避免肠内容过多引起DWI图像磁敏感伪影。

(4)不需要根据月经周期安排MR检查时间。

(5)宫颈癌MR检查时是否使用阴道内凝胶尚存

争议。

（6）MR 扫描硬件设备推荐 1.5 T 或 3 T 场强，采用体部多通道相控阵线圈。

（7）正常子宫内膜厚度随月经周期和年龄而变化，通常内膜厚度在增殖期为 9~10 mm，分泌期为 5~6 mm，月经期为 8~10 mm，绝经期多小于 5 mm。

（三）适应证

（1）子宫恶性肿瘤（宫颈癌、子宫内膜癌）的分期。

（2）辅助筛选拟行保留生育能力术式的患者。

（3）评价肿瘤放化疗效果及术后随访。

（4）评估已知或可疑的局部复发。

二、基础序列技术参数及质控要求

（一）基础序列关键技术参数

表1　基础序列关键技术参数

	名称	方位	读出 FOV/ mm	层厚/ 间隔 mm	采集 矩阵	TE	FA	NEX/（b 值）	PE 方向	带宽 Hz/ Px	抑脂/ 快速 采集
1	定位像	三平面	默认参数								
2	校准扫描	Ax	—								
3	单次激发 FSE-T$_2$WI	COR	450	5/1	256×256	106	133	1		R>L	698	无/PE 并行 部分傅 立叶

	名称	方位	读出FOV mm	层厚/间隔 mm	采集矩阵	TE	FA	NEX/(b值)	PE方向	带宽 Hz/Px	抑脂/快速采集
4	FSE-T$_2$WI	SAG	320	4/0	272×320	106	160	2	H>F	200	无/PE并行
5	DWI	SAG	320	4/0	84×128	Min	—	1,5/50,1000	H>F	1954	SPAIR/PE并行
6	FSE-T$_1$WI	Ax	380	5/1	269×384	12	160	2	R>L	167	无/PE并行
7	FSE-T$_2$WI	Ax	380	5/1	326×384	90	122	2	R>L	289	SPAIR/PE并行
8	DWI	Ax	380	5/1	128×128	Min	—	1,5/50,1000	R>L	1954	SPAIR/PE并行
9	FSE-T$_2$WI	ObAx ObCOR	200	3/0	320×320	103	160	3	R>L	200	无/PE并行
10	3D-T$_1$C+ 1+8期	SAG	346	1.5/0.5	195×320	Min	9	1	A>P	1040	DIXON/3D并行
11	3D-T$_1$C+	ObCOR	450	3/0.6	234×320	Min	9	1	R>L	740	DIXON/3D并部分傅里叶
12	3D-T$_1$C+	ObAx	380	3/0.6	195×320	Min	9	1	A>P	1040	DIXON/3D并行

x 序列4~5、序列7~8应保持连续以获得最佳解剖位置对应,序列12在注射对比剂后4分30秒扫描。

x PE=相位编码,NEX=重复激励次数,FA=翻转角,TE=回波时间,FOV=扫描野,C+=对比增强检查。

x A=前,P=后,L=左,R=右,H=头,F=足,AX=横轴位,SAG=矢状位,COR=冠状位,Ob=斜位。

（二）基础序列质控要求

1.冠状位快速T₂WI序列或稳态自由进动序列

（1）扫描范围：该序列建议作为定位像后首个扫描序列，采取大范围冠状位扫描+应用快速采集技术策略辅助技师了解受检者盆内全景，定位主要病变，并进一步辅助后续定位和扫描范围决策。扫描中心线平行于受检者冠状面；扫描野至少包全盆腔结构，上缘至少达髂前上棘水平、下缘至少达耻骨联合下缘水平，当磁体条件允许时，扫描野上缘达髂动脉分叉-肾门水平间以包括腹主动脉旁淋巴结引流区、下缘达股骨上段水平以包全双侧腹股沟淋巴结引流区；扫描野左右缘达受检者边缘；扫描野前缘至少达腹直肌鞘前缘、后缘至少达骶骨后缘。

（2）清晰度：大范围扫描层面内像素不宜过小以避免延长扫描时间，建议不小于1.0 mm×1.0 mm；允许使用图像插值技术扩大图像重建矩阵，改善空间分辨力。

（3）对比度：脉冲序列选择提供T_2对比或T_1/T_2对比者均可。T_2WI建议有效TE 100~110 ms，相位重聚脉冲翻转角不低于120°；稳态自由进动序列建议使用最小化TR和TE，并在40°~60°范围内选择最大可用的翻转角，接收带宽不宜过高。T_2WI序列不建议使用脂肪抑制技术，真实稳态进动序列建议使用脂肪抑制技术（如频率选择法）衬托高信号结构的轮廓。

（4）快速采集技术应用：T_2WI推荐采用单次激发、部分K空间填充技术（HASTE/SSFSE等）；稳态自由进动序列在优化参数后单层扫描时间非常短，但易受磁化率伪影影响；故3.0 T设备建议优先选择HASTE/SSFSE T_2WI，1.5 T设备建议选用稳态自由进动序列。

（5）伪影控制：为减轻呼吸运动伪影，采用单次或多次屏气分段扫描；若仍存在模糊效应，建议应用并行采集技术，但并行采集因子不宜过高。稳态自由序列易出现线圈边缘区磁化率伪影，应避免其覆盖盆腔范围内结构。

2.矢状位快速自旋回波T_2WI

（1）扫描范围：扫描中心线位于受检者正中矢状线；通过冠状位图像保证扫描野左右缘至少包全子宫和双侧附件，扫描野至少包全盆腔结构，即上缘至少达髂前上棘水平、下缘至少达耻骨联合下缘水平，扫描野前缘至少超过前盆壁、后缘至少超过臀后方。

（2）清晰度：层面内像素建议不大于1.0 mm×1.0 mm，

层厚不超过 6 mm，推荐 4 mm，层间隔不超过 1 mm，推荐 0 mm（无间隔）。

（3）对比度：有效 TE 为 100~110 ms，相位重聚脉冲翻转角不低于 120°，回波链不长于 25；为了改善老年子宫肌层信号，TR 不宜过短，建议大于 2500 ms；为了利用脂肪清晰衬托子宫、宫旁间隙、盆底腹膜折返等结构，不用脂肪抑制技术。

（4）信噪比：建议重复激发次数为 2。

（5）伪影控制：为减轻腹壁运动伪影，建议设定相位编码方向为头足，同时前盆壁应用腹带/PAT 垫加压抑制腹式呼吸运动；此外头足方向推荐增加相位过采样，避免卷褶伪影。NEX 不宜过高避免盆腔内结构生理性运动造成的模糊。建议修改 K 空间填充方式为放射状填充以解决控制不佳的腹壁运动和肠道蠕动导致的运动伪影。

3. 横轴位脂肪抑制快速自旋回波 T_2WI

（1）扫描范围：采用大范围扫描策略覆盖 FIGO 分期涉及的淋巴结引流区。扫描平面垂直于人体长轴；扫描野上缘至少达髂动脉分叉水平，下缘至少达耻骨联合下缘水平并包全双侧腹股沟淋巴结引流区，当磁体条件允许时，扫描野上缘建议达肾门水平以完整覆盖腹主动脉周围淋巴结引流区；扫描野前后缘、左右缘建议包全盆壁软组织，特别是术后及放化疗后随访。

（2）清晰度：层面内像素建议1.0 mm×1.0 mm左右，层厚不超过6 mm，推荐5 mm，层间隔不超过1 mm，推荐1 mm。

（3）对比度：有效TE为90~110 ms，相位重聚脉冲翻转角不低于120°，回波链不长于15；建议使用频率选择法脂肪抑制技术（如SPAIR）更好衬托淋巴结、附件、膀胱及肠管壁等结构。

（4）信噪比：建议重复激发次数为2。

（5）伪影控制：受检者条件允许，双手上举或抱于胸前避免图像左右方向产生卷褶伪影。建议设置相位编码方向为左右，同时前盆壁使用腹带加压抑制腹式呼吸运动，以减轻腹壁运动伪影；当物理措施有效时，保持前后相位编码方向、减少相位编码方向FOV并使用欠采样技术有助于缩短扫描时间，亦有助于减轻运动伪影；建议修改K空间填充方式为放射状填充以解决控制不佳的腹壁和肠道运动所致的伪影。受检者与线圈之间间隙过大，或为贴合受检者体表轮廓而过度扭曲线圈均有可能加剧B1场不均匀，导致脂肪抑制不匀，建议使用PAT垫填充线圈与受检者间的间隙。当已知存在大量盆腔积液时，建议使用1.5 T系统或使用具有较高电导率的填充垫减轻介电伪影。

4.横轴位快速自旋回波T_1WI

（1）扫描范围：同横轴位脂肪抑制快速自旋回波T_2WI；若需缩短检查时间，扫描野上缘也不应低于髂前上棘水平，骨性盆壁应当被完整包括，这对放化疗后随访非常重要。

（2）对比度：TR不超过500 ms，TE不超过20 ms，回波链不超过6。该序列对脂肪抑制不作要求，但有条件时可补充使用DIXON的梯度回波三维T_1WI序列。

（3）清晰度：层面内像素建议1.0 mm×1.0 mm左右，层厚不超过6 mm，层间隔不超过1 mm，与横轴位T_2WI保持一致。

（4）信噪比：建议重复激发次数为2。

（5）伪影控制：同横轴位脂肪抑制快速自旋回波T_2WI。此外，T_1WI易在读出梯度（频率编码）方向产生FID伪影，建议适度延长TE、增加NEX等方式解决。

5.矢状位DWI

（1）扫描范围：同矢状位快速自旋回波T₂WI。当相位编码方向为头足时，允许适度缩小相位编码方向（即人体长轴方向）的FOV范围以加速扫描、减少伪影，但扫描野必须包全子宫和盆腔中范围较大者（当多发较大的子宫肌瘤时，子宫体积可以异常增大）。

（2）对比度：建议使用单次激发SE-EPI序列提供扩散加权对比，TE、TR均设置为系统推荐的最小值。扩散梯度无法有效降低具有极高质子密度的脂肪信号，故盆腔DWI必须使用脂肪抑制技术提升高信号病灶对比；3.0 T机型建议选用频率选择法而非STIR作为DWI的脂肪抑制技术以获得更满意的信噪比。

（3）b值选择及后处理：建议设置不少于2个b值，不允许仅扫描高b值图像。低b值建议0~50 s/mm²，50 s/mm²有助于改善ADC图质量、提高小病变检出；高b值建议800~1000 s/mm²；对于小子宫内膜病变或行诊断性刮宫后的受检者，建议加扫1个1200~1500 s/mm²的b值进一步减低正常子宫内膜信号；1.5 T设备建议常规设置3个b值，即额外添加400~600 s/mm²的b值。DWI扫描完成后必须重建ADC图，建议常规应用单指数模型，建议技師完成扩散加权扫描后检查原始图像，若整体变形或错位明显，可对高b值图像应用非刚性配准算法改善ADC值准确性；eADC图并非必需。

（4）信噪比：低b值可重复激发次数1~2，高b值建议6~8，1200 s/mm²以上b值不低于10。建议使用至少3个扩散梯度方向。此外，EPI因子不建议超过84。

（5）清晰度：层面内像素建议不超过2.0 mm×2.0 mm，层厚不超过6 mm，层间隔不超过1 mm，与矢状位T₂WI保持一致。使用图像插值技术扩大图像重建矩阵，改善空间分辨力；建议插值后平面内像素大小为矢状位T₂WI图像的整数倍。

（6）伪影控制：建议相位编码方向位头足，其余对运动的控制同矢状位T₂WI。肠道准备、合理的膀胱充盈水平等人为减少磁敏感界面的措施，有助于减轻磁敏感伪影，对于无法避开子宫的变形，允许放弃EPI换用快速自旋回波采集信号；适度增加TE或接收带宽有助于减轻化学位移伪影；建议适度使用欠采样、并行采集等缩小采集矩阵，加快采集速度，达到降低EPI因子及相关伪影的目的。正常情况下不允许出现明显 Nyquist (Ghost) 伪影，应通过周/日 QA 扫描对其常规监测，必

152

要时进行硬件调试。对于无法控制的伪影，建议尽可能使其避开子宫、特别是病变局部解剖区域。

6.横轴位DWI

（1）扫描范围：同横轴位快速自旋回波T$_2$WI，充分覆盖子宫肿瘤淋巴结引流区。

（2）对比度：同矢状位DWI。

（3）清晰度：层面内像素建议不超过2.0 mm×2.0 mm，层厚不超过6 mm，层间隔不超过1 mm，与横断位T$_2$WI保持一致。使用图像插值技术扩大图像重建矩阵，改善空间分辨力；建议插值后平面内像素大小为横断位T$_2$WI图像的整数倍。

（4）信噪比：同矢状位DWI。

（5）伪影控制：对运动的控制同横断位T$_2$WI；对于盆壁运动过于明显且控制不佳的受检者，在设备允许的情况下，建议采用呼吸触发导航的连续脂肪抑制技术，触发界面为前盆壁与线圈/空气的界面或膈肌（需要增加额外的体线圈），有助于减轻抑脂层面因运动而错位导致的伪影。其余伪影控制策略同矢状位DWI。

7.小视野快速自旋回波T$_2$WI

（1）适用临床情境和扫描方式：①初诊治疗前分

期、不可手术接受同步放化疗等系统性治疗者，必须扫描1个斜轴位/双斜位，建议加扫斜冠状位；②子宫术后缺如且无已知局部复发病灶者，可免去该序列；③子宫次全切除术后、保留生育功能宫颈癌根治术或宫颈锥形切除术后者，应对宫颈残端或术区扫描1个斜轴位；④子宫术后缺如且存在阴道残端、阴道等复发者，必须对复发位置进行至少1个斜轴位/双斜轴位扫描；⑤后装放疗后怀疑存在阴道/子宫–周围结构（直肠/尿道）瘘者，建议根据放疗射野对相应区域给予适当范围的扫描。

（2）方位定义：①斜轴位：与普通横轴位方向相比，仅在标准矢状位 T_2WI 上对扫描野旋转一定角度，使之偏向头/足侧，从而垂直于矢状位所示宫颈/宫体最大平面之长轴；②双斜位：在子宫偏向一侧、子宫因固有病变失去正常形态、宫腔病变局限于一侧宫角等情况下，与斜轴位相比，在标准冠状位上对扫描野进行二次旋转，使之偏向左/右一侧，从而垂直于三维空间中子宫真正的长轴；③斜冠状位：平行于经宫颈/宫腔长轴的最大截面。

（3）扫描范围：宫颈病变较大者扫描野包全病变，下方必须包括一段阴道以评价阴道（特别是穹窿）受累情况，病变上方无额外要求；较小者扫描野包全宫颈。宫腔病变要求包全宫腔，靠近宫颈病变要求附带部分宫颈以评价宫颈间质浸润。扫描野左右、前后必须包括宫旁结构和间隙、子宫浆膜面或宫颈后方盆底腹膜折返。

（4）对比度：有效 TE 为 90~110 ms，相位重聚脉冲翻转角不低于 120°，回波链不长于 25，允许采用磁化矢量快速恢复技术（FRFSE/TSE-Restore/TSE-DRIVE）配合短回波链缩短 TR、加速采集，但注意 TR 不应过短影响自由水信号。不建议使用脂肪抑制技术。

（5）清晰度：该序列对清晰度要求很高，层面内像素大小必须小于 1.0 mm×1.0 mm，建议 0.75 mm×0.75 mm 左右；频率编码方向 FOV 建议 200~260 mm，频率编码方向采集矩阵建议 256~320，不建议使用相位编码方向欠采样技术加速采集；层厚不超过 4 mm，建议 3 mm，层间隔不超过 0.5 mm，建议 0 mm。

（6）信噪比：建议重复激发次数为 2~4。

（7）伪影控制：建议相位编码方向为左右，并在该方向增加过采样，避免卷褶伪影的同时提升信噪比，同时在频率编码方向 FOV 外增加饱和带，覆盖腹壁和背部脂肪。当因肠管或膀胱运动导致图像模糊时，可以考虑适当降低重复激发次数或缩短回波链，当无法解决时，建议修改K空间填充方式为放射状填充。

8.多期对比增强三维梯度回波T_1WI

（1）扫描方位：①初诊治疗前分期、不可手术接受同步放化疗等系统性治疗者，必须先多期扫描标准矢状位，再扫描标准冠状位和标准横轴位，有条件者建议额外扫描斜冠状位和（双）斜轴位；②子宫术后缺如且无已知局部复发病灶者，建议多期扫描标准横断位，再扫描标准冠状位和标准矢状位；③其他情况者，无有效证据支持特定扫描方位，请根据病变或感兴趣区部位选择多期扫描范围。

（2）扫描范围：当子宫体积过大时，在包全病变的基础上，标准矢状位增强扫描野左右缘可设定为双侧髋臼内侧缘以保证时间分辨率；（双）斜轴位增强应扫描复制（双）斜轴位T_2WI扫描野的中心点和层面方向，扫描野腹侧缘和背侧缘应包全该方向的前、后盆壁结构，平面内FOV大小可与标准横轴位大小保持一致；其余同相应方位的平扫序列。

（3）时相和时间分辨率：建议时间分辨率不超过20 s/期。初诊治疗前分期、放化疗后评效、已知复发者，建议使用不屏气连续9期对比增强方案，用完全相同的序列和定位扫描1期打药前蒙片后注射对比剂，随后连续扫描8期完成多期增强扫描（增强总时间约3 min），再完成其他扫描方位；建议于注射对比剂后4~5 min补充扫描额外的延迟期。对因设备硬件限制时间分辨率时，允许使用6期对比增强方案，允许屏气扫描。不建议3期扫描。

（4）对比剂：Gd对比剂，按公斤体重估算用量，建议至少2 mL/s流速，注射后20~30 mL生理盐水相同流速冲管。建议随访中的重复增强MR检查使用相同的对比剂。

（5）对比度：TE、TR使用系统最小值，翻转角9°~15°。建议使用脂肪抑制技术降低脂肪高信号背景，当DIXON技术可用时建议优先选择，但亦允许频率选择法。

（6）清晰度：三维采集重建层厚建议2~4 mm，层间隔不超过1 mm，建议0 mm。

（7）信噪比及快速采集技术应用：建议重复激发次数为1。建议使用相位编码或层面选择梯度方向的欠采样技术、部分K空间技术，联合K空间域并行采集技术提高扫描时间分辨率，但任意方向的加速因子均不建议超过3，总加速因子不建议超过4。

（8）伪影控制：有关运动的控制同前述平扫序列。建议矢状位增强添加FOV头足侧各添加饱和带，有助于抑制血管搏动伪影。在相位编码、层面选择方向均应设置过采样以避免卷褶伪影。此外，三维序列伪影控制重点是并行采集伪影：①使用单独校准扫描的机型应注意校准扫描的屏气形式、方向、扫描野中心点位置与增强扫描序列保持一致，校准扫描FOV范围应当大于实际扫描野、但仍在体线圈物理覆盖的范围内，从而减轻因校准扫描带来的伪影；②在时间分辨率固定时，建议选择尽可能小并行采集加速因子、适度扩大FOV以改善图像中心的低信噪比区域；③建议摆位时使线圈更为贴合受检者轮廓，以改善对线圈敏感性的估计并降低几何因子，有条件者建议使用轻量化柔性线圈。

三、提升序列技术参数及质控要求

（一）提升序列关键技术参数

表2 提升序列关键技术参数

	名称	方位	读出FOV mm	层厚/间隔 mm	采集矩阵	TE/FA	NEX/（b值）	PE方向	带宽Hz/Px	抑脂/快速采集
1	3D-T$_2$WI	COR	256	iso1/0	243×256	110/120	1.5	H>F	630	否/3D并行
2	小视野DWI IVIM-DKI	ObAx	200	3/0	56×100	Min/–	1, 2, 2, 2, 2, 2, 6, 6, 10,10,10/0, 20, 40, 60, 120, 200, 400, 800, 1200, 1600,2000	R>L	1612	SPAIR/否
3	DCE C+（5s/期）	SAG	240	2.5/0.5	118×224	Min/9	1	A>P	590	SPAIR/3D并行半傅立叶

x PE=相位编码，NEX=重复激励次数，FA=翻转角，TE=回波时间，FOV=扫描野，C+=对比增强检查。

x A=前，P=后，L=左，R=右，H=头，F=足，Ax=横轴位，SAG=矢状位，COR=冠状位，Ob=斜位。

（二）提升序列质控要求

1.三维高分辨率T$_2$WI

（1）提升目的：斜轴位小视野T$_2$WI层面内分辨率为亚毫米级，但层面方向分辨率无法避免的低于层面内数倍，拉伸的体素几何形状和部分容积效应减弱了层面内高分辨率的意义，从而减弱病变评价效能，在子宫肌层存在先天畸形、肌瘤挤压宫腔、病变位置处于解剖界面边缘等特殊情况下的诊断效能更低。因此需要提供真实、各向同性、可任意方位 MPR、空间/组织分辨力均较高的高清结构像，用于提升诊断效能。

（2）扫描范围：采用冠状位扫描减少层面编码步级，扫描平面平行于子宫/宫颈长轴，扫描野中心点位于宫腔/宫颈管中央；扫描范围建议以病变为中心，包全需要评价的局部结构；FOV 不宜过小导致信噪比减低，建议256 mm。

（3）清晰度：各向同性扫描，体素不低于1.0 mm×1.0 mm×1.0 mm；患者体型需要调整FOV，扫描矩阵必须同时调整，保证体素大小不变。允许图像后处理开启适度图像平滑或迭代重建功能，减低图像噪声。不建议图像插值重建。

（4）对比度及快速采集：有效 TE 为 110 ms 左右，回波链不低于72，回波间隔选择系统最小值。强烈不推荐使用脂肪抑制技术。允许使用并行采集技术加速扫描，但建议各方向的总加速因子不超过4，并改变层块内K空间并行填充方式，过高可能导致图像解剖细节的丢失和图像中心SNR急剧下降。

（5）信噪比：建议重复激发次数不低于1.5。

（6）伪影控制：三维序列对运动相对敏感，建议患者若计划行该序列扫描则均应禁食4~6 h并使用肠蠕动抑制剂，减弱小肠运动导致的模糊效应。三维序列重点在于控制卷褶伪影，建议相位、层面编码方向设置过采样，腹/背侧部皮下脂肪区、扫描野上下缘设置4条饱和带。此外，建议结合实际情况平衡NEX、并行采集加速因子、相位/层面编码方向欠采样三者之间的关系（实际为速度与信噪比之间的关系），获得SNR满意、结构清晰的图像。

2.小视野DWI（含IVIM-DKI）

（1）提升目的：通过缩小视野改善常规扩散加权像的空间分辨力，配合小视野T_2WI精准评估病变对周围结构的侵犯，或改善微小局部复发或转移的检出。此外，应用多b值图像和双指数、拉伸指数、非高斯扩散等高级模型，在无需对比剂的情况下反应基线和治疗后病变组织及周围子宫组织的灌注和微观结构。

（2）扫描范围：同小视野（双）斜轴位快速自旋回

波 T_2WI。此外，小视野 DWI 通常涉及相位编码方向激发范围的缩小，从而形成长方形而非矩形的扫描野，当使用此类技术时，建议保证频率编码方向扫描野范围和扫描中心与小视野 T_2WI 一致，建议相位编码方向 FOV 范围为频率编码方向的 75%~50%。

（3）对比度：常规 EPI 读出序列在小视野更易积累相位误差，导致变形和磁敏感伪影，也易出现卷褶，推荐使用各厂商专用的小视野 DWI 解决方案（FOCUS/ZOOMit/ZOOM 等）。TE、TR 使用系统推荐的最小值。建议使用脂肪抑制技术。

（4）b 值选择：常规小视野 DWI 同正常视野 DWI。IVIM 建议低 b 值（0~200 s/mm²）区域设置较为密集的采样点，建议至少 8 个，而高 b 值仅需 2~3 个即可较为稳定的拟合模型；DKI 的 b 值数量不可少于 3 个且必须包括 0 s/mm²，建议最高 b 值在 2000~2500 s/mm² 并等距设置不少于 6 个 b 值，允许增加低 b 值区域采样点。

（5）信噪比：低 b 值建议重复激发次数 1~2，高 b 值建议 6~8，1200 s/mm² 以上 b 值不低于 10。体部 DKI 扩散梯度方向至少 4 个。EPI 读出，EPI 因子不建议超过 84。

（6）清晰度：建议平面内像素大小与作为定位参考

的小视野快速自旋回波T_2WI保持一致，或后者存在整数倍的对应关系，但必须小于常规DWI否则失去小视野、高分辨的意义。层厚不超过4 mm，建议3 mm，层间隔不超过0.5 mm，建议0 mm。允许使用图像插值技术扩大图像重建矩阵，改善空间分辨力；允许使用迭代重建或图像平滑等后处理技术降低图像噪声。

（7）伪影控制：同常规DWI。尽管小视野专用DWI解决方案均针对卷褶做出技术改进，但仍建议补充一定的（10%左右）相位方向过采样保证扫描成功率。此外，为进一步避免磁敏感伪影和变形，建议将相位方向（通常是缩小FOV的方向）与肠道-膀胱方向保持一致，减少其在FOV的占比，从而降低伪影发生。

3.动态增强三维梯度回波T_1WI

（1）提升目的：以较多期动态增强更高时间分辨率测量子宫及病变血流动力学特征，计算其衍生灌注参数，或提供额外信息用于不典型病变、治疗后改变的鉴别。

（2）扫描范围：建议宫体及宫腔病变的DCE-MRI检查均于矢状位完成，宫颈病变可选于矢状位或横断位完成。因设备性能各异，为了保证时间分辨率，允许只扫描感兴趣病变范围，此时建议扫描野包括正常宫颈/宫体结构以供对比；条件允许时，建议先复制标准矢状位/标准横断位扫描中心和层面方向，按照与层厚+层间隔成比例的步长移动中心点至宫腔/宫颈管中央（保留与平扫序列的层面对应关系），最后将扫描野缩小至任意方向均包全子宫。

（3）时相和时间分辨率：建议使用双筒高压团注对比剂，先扫描4~6期蒙片，注射Gd对比剂后连续扫描，建议时间分辨率5~7 s/期，不超过10 s/期；扫描周期建议不少于30期，至少持续270 s。

（4）清晰度：建议平面内像素大小与作为定位参考的标准矢状位/标准横断位保持一致。重建层厚建议2~4 mm，层间隔不超过1 mm，建议0 mm。

（5）对比度及快速采集：TE、TR使用系统最小值，翻转角9°~15°。建议使用脂肪抑制技术，由于DIXON至少为双回波导致TR较长，故建议优先选择频率选择法抑制脂肪信号。若需要计算DCE-MRI衍生的灌注参数图，必须在DCE前额外扫描T_1 mapping序列用于估计组织T_1弛豫时间；不建议使用常数T_1值法，建议使用可变翻转角法测量，即采用与DCE-MRI完全相同的定位和清晰度参数（微小差异即可能导致后续定量灌注分析失败）采集3°~5°、10°~15°两个翻转角图像后，根据计算公式重建T1弛豫值参数图。

（6）信噪比及快速采集技术：建议重复激发次数为1。建议使用相位编码或层面选择梯度方向的欠采样技术、部分K空间技术，联合K空间域并行采集技术提高扫描时间分辨率。相比结构像，该序列对精细解剖结构刻画的要求低，当总并行采集因子较高时，允许适当提升重复激发次数至2~3以提高信噪比。

（7）伪影控制：因该序列系自由呼吸采集、FOV较小且K空间采样率低，故图像允许存在伪影和轻度变形，但不允许影响病变或感兴趣区。为避免卷褶伪影，同时不过多影响时间分辨率，建议在头足、前后（腹侧/背侧）方向均添加饱和带，同时在相位编码和层面编码梯度方向使用小范围的过采样。为了减少磁敏感界面导致的变形，建议拟行DCE-MRI的受检者净肠并应用肠道蠕动抑制剂。若需在DCE前行T_1mapping扫描，可在其之前扫描B_1mapping序列来校正射频场不均匀性对T_1弛豫值估计的影响。

四、各序列观察要点和诊断意义

（一）冠状位快速T₂WI序列或稳态自由进动序列

1.观察要点

图像无明显运动伪影，若肠道存在蠕动或磁敏感伪影则不应影响子宫；组织结构清晰，对比良好；髂血管分叉及臀下级、骨盆两侧壁、耻骨联合及骶骨等解剖标定点显示清晰。

2.诊断意义

观察子宫、双侧附件、膀胱的形态、位置和解剖关系。定位子宫病变位置，评价病变对两侧宫旁组织、阴道侧壁、骨性盆壁的局部侵犯等分期要素。除外骨盆转移等远处转移要素。辅助后续各序列扫描的定位和范围决策。

（二）矢状位快速自旋回波T₂WI

1.观察要点

图像无明显运动伪影。确认膀胱充盈状态，子宫各层信号对比满意，子宫周围高信号的脂肪间隙能够有效分隔子宫与周围器官的轮廓，盆底腹膜折返显示清晰，阴道全程完整显示。

2.诊断意义

观察子宫形态、肌层信号、结合带连续性和厚度、子宫内膜（宫颈管黏膜）厚度、宫腔宽度及信号等固有结构对比及生理性改变。定位、测量子宫病变，评价病变对子宫肌层（宫颈间质）的浸润，评价病变对阴道、邻近间隙及器官的局部侵犯等分期要素。除外椎体骨转移等远处转移要素。评价术后患者阴道残端有无复发征象。评价放疗后病变退缩及坏死、子宫肌层和间质及邻近盆底软组织纤维化水平，评价是否存在瘘、穿孔等放疗相关不良反应。

（三）横轴位脂肪抑制快速自旋回波T_2WI

1.观察要点

图像无明显运动伪影，脂肪抑制均匀。确认子宫及双侧附件显示清晰，子宫各层信号对比满意，确认覆盖第一站（双侧髂总及髂内外区、闭孔区、宫旁区）、第二站（腹主动脉旁、腹股沟区）淋巴结所在的解剖范围。

2.诊断意义

观察子宫、双附件的形态、位置、固有结构对比及生理性改变，观察输尿管走行和管腔形态。定位子宫病变，评价病变对邻近宫旁组织、间隙及器官的局部侵犯等分期要素。利用脂肪抑制后的衬托，配合DWI检出、评价各引流区淋巴结形态、数量、大小及信号均匀度等N分期要素。评价骨盆髓腔信号除外骨转移等远处转移要素。检出盆腔内的其他病变。评价术后患者阴道残端有无复发征象。评价放疗后病变退缩及坏死、盆壁及盆腔组织间隙水肿或积液，评价是否存在瘘、穿孔等放疗相关不良反应。

（四）横轴位快速自旋回波T$_1$WI

1.观察要点

图像无明显运动伪影。确认双侧髂前上棘、双侧坐骨结节、耻骨联合及双侧股骨头等骨性解剖标定点是否显示清晰。

2.诊断意义

检出并配合其他序列鉴别子宫或盆腔内的短T$_1$信号病变（脂肪、出血、大分子、黑色素等）。检出肌肉病变。观察盆腔骨性结构，评价骨皮质低信号带是否连续，除外骨转移等远处转移要素。评价术后患者阴道残端有无血肿。评价放疗后纤维化相关的脂肪信号异常，评价是否存在放疗后骨髓脂肪取代、机能不全骨折、骨坏死等不良反应。

1.观察要点

与参考序列定位和扫描野一致且无明显解剖结构错位。图像无明显卷褶伪影、运动伪影、并行采集伪影、磁敏感伪影、Nyquist伪影等，若有伪影至少不影响病变检出与观察。相比结构像，DWI图像结构变形不明显。高b值图像信噪比满意，T_2透射现象不明显。高低b值图像之间无明显解剖结构错位。ADC图噪声阈值选取合适，自由水、肌肉、病变、脂肪ADC值在正常范围内。

2.诊断意义

定位子宫病变，用高或超高b值图像鉴别正常子宫内膜和内膜癌灶。评价（残余）肿瘤活性，配合小视野T_2WI评价病变对子宫肌层（宫颈间质）浸润，评价宫旁、阴道、膀胱或直肠黏膜等结构局部侵犯分期要素。配合抑脂T_2WI检出、评价各引流淋巴结形态、数量、大小及ADC值等N分期要素。检出盆腔其他小病灶、骨转移等远处转移要素。鉴别术后阴道残端积液或局部复发，检出盆内、盆壁转移性病变。评价放化疗后病变是否原位残余肿瘤活性成分。

第十章 子宫肿瘤

（六）小视野快速自旋回波 T$_2$WI

1.观察要点

图像无明显卷褶伪影、运动伪影，宫体或宫颈各层对比满意。扫描方位合理，病变清楚、覆盖完整，包括正常子宫，瘤周宫旁结构。

2.诊断意义

观察子宫肌层信号，观察结合带及宫颈纤维基质环连续性。定位、测量子宫病变，配合小视野 DWI 评价病变肌层浸润深度、宫颈间质浸润及子宫浆膜面侵犯，评价病变对邻近宫旁组织、间隙、器官以及盆壁局部侵犯等分期要素。鉴别术后阴道残端积液或局部复发。评价放化疗后病变信号演变及是否存在瘘、穿孔等放疗相关不良反应。

（七）多期对比增强三维梯度回波 T$_1$WI

1.观察要点

图像无明显卷褶伪影、运动伪影，脂肪抑制均匀，DIXON 无计算错误。确认覆盖第一站、第二站淋巴结解剖范围，确认时间分辨率、强化时间、解剖结构的增强表现符合诊断要求。

2.诊断意义

评价病变血流动力学特点，鉴别其他非瘤性病变或良性病变；评价病变肌层浸润、宫颈间质浸润，早期（30~60 s）评价浅肌层浸润对比最佳，平衡期（120~180 s）评价深肌层浸润对比最佳，延迟期（4~5 min）评价宫颈间质浸润对比最佳；评价病变对邻近宫旁组织、间隙、器官以及盆壁的局部侵犯等分期要素，受累处通常与病变同期强化。配合抑脂 T_2WI 和 DWI 鉴别淋巴结炎性反应性增生和转移。鉴别术后患者阴道残端肉芽肿形成或局部复发。鉴别放化疗后局部纤维化与原位残余肿瘤活性成分。

（八）三维高分辨率 T_2WI

1.观察要点

图像无明显卷褶伪影、运动伪影，组织结构清晰，对比良好；确认图像中心并行采集低信噪比区域不影响病变观察。

2.诊断意义

复杂子宫解剖条件下，任意角度重建观察肿瘤及其与周围结构的关系；辅助评价小视野 T_2WI、DWI 联合诊断信心不强的局部浸润和宫旁侵犯。

（九）IVIM-DKI

1.观察要点

与参考序列定位和扫描野一致且无明显的解剖结构错位。图像无明显卷褶伪影、运动伪影、并行采集伪影、磁敏感伪影、Nyquist伪影等，若存在伪影至少不影响病变的检出与观察。相比结构像，DWI图像结构变形不明显。各b值设置合理、图像信噪比满意。高低b值图像之间无明显的解剖结构错位。高级扩散模型选择及参数设置合理，参数图信噪比满意。

2.诊断意义

多b值DWI估算ADC评价病变活性更为准确；IVIM可在不引入对比剂的情况下，利用高阶模型从扩散信号中剥离病变毛细血管灌注成分，辅助判定病变血流灌注；DKI有助于刻画病变微观结构的异质性。

（十）动态增强三维梯度回波T₁WI

1.观察要点

图像无明显卷褶伪影、运动伪影，脂肪抑制均匀。确认经配准后的DCE增强图像中病变感兴趣区无明显位移。确认T₁mapping（若有）与后续DCE部分FOV、扫描野等参数完全一致，T₁弛豫值参数图信噪比满意、典型组织估计值在合理范围内。确认时间分辨率、强化时间符合要求。

2.诊断意义

利用TIC曲线以较高的时间分辨率描述子宫正常结构和病灶的血流动力学特征，评价小病灶与结合带、宫颈纤维基质环界面的精准浸润关系；利用其衍生的定量、半定量参数图有助于评价肿瘤灌注与乏氧，辅助鉴别复发、治疗后纤维化与肿瘤残留活性成分。

第十一章

卵巢肿瘤

一、MR检查方法与操作流程

（一）技术特点

磁共振成像软组织分辨率高，为多方位、多参数成像，成像范围大（大FOV）能够覆盖整个盆腔，清晰显示卵巢的解剖结构，可以对卵巢肿瘤进行精准定位、定性诊断。全面显示肿瘤的上下左右关系，以及肿瘤与子宫、膀胱、直肠、盆壁血管结构的关系，评估盆腔和腹股沟情况，评估骨盆骨和肌肉情况，在卵巢肿瘤的诊断方面得到了广泛应用。且MR有专门的脉冲序列可以描区分囊性、实性或脂肪等组织，常规和化学位移MR成像可对皮样囊肿、带蒂平滑肌瘤、卵巢纤维瘤、大多数子宫内膜瘤和输卵管积水进行特异性诊断。钆增强磁共振成像可识别卵巢肿瘤中的乳头状结节和间隔，并可区分血管化肿瘤组织中的实性成分和坏死。磁共振通过功能成像了解组织成分的功能状态，DWI可以反映肿瘤组织里水分子扩散情况，一般来说，恶性肿瘤水分子运动受限，在DWI上表现为高信号。而良性肿瘤水分子在细胞之间很容易运动，在DWI上呈低信号。动态增强成像可以观察测量肿瘤的血流动力学和血管通透性变化。磁共振波谱成像（MRS），可以对在体对生理或病变组织的代谢产物进行定量分析。人体里有些代谢产物能够被特异性地探测到，比如胆碱、肌酸、水、NAA等，即MRS能了解肿瘤内分子成分的含量多少。DKI模型是扩散峰度成像，是基于水分子扩散呈非高斯分布，通过量化水分子扩散偏离高斯分布的程度来反应组织微结构的复杂性。

（二）注意事项

（1）充分的检查前沟通：详细询问病史、临床症状以及育龄女性的月经周期情况，幽闭患者做好心理疏导工作；年幼或老年患者，安排家属陪同并做好解释工作。月经期应尽量避免检查。

（2）检查前需确认无宫内节育器，如需取环，建议取环2~3 d后进行MRI检查。

（3）检查前禁食4~6 h；无禁忌证情况下推荐使用肠蠕动抑制剂（20 mg丁茛菪碱或1 mg胰高血糖素）以减少肠道运动伪影。

（4）检查前1 h排空膀胱，膀胱内过多的尿液会导致膀胱过度充盈而蠕动增强，此外大量尿液会产生一些流动伪影及介电效应。建议检查前一天口服缓泻药清洁肠道，避免肠内容过多引起的DWI图像上磁敏感伪影。

（5）MR扫描硬件设备推荐1.5 T或3 T场强，采用体部多通道相控阵线圈。

（6）正常卵巢大小和卵泡结构随月经周期和年龄的变化而变化，育龄女性卵巢大小约3 cm；通常在绝经后卵巢可以萎缩，绝经期多小于5 mm。

（三）适应证

（1）卵巢肿瘤良恶性的诊断和鉴别诊断。

（2）与盆腔其他脏器起源的肿瘤鉴别（如子宫肿瘤、肠道肿瘤和间质来源肿瘤）。

（3）卵巢癌影像学分期。

（4）评价肿瘤化疗效果及术后随访。

（5）评估已知或可疑的局部复发和转移。

二、基础序列技术参数及质控要求

（一）基础序列关键技术参数

表1　基础序列关键技术参数

	名称	方位	FOV (mm)	TE (ms)	层厚/间隔 (mm)	采集矩阵	NEX	激发次数/脂肪抑制抑脂/快速采集	PE方向	总带宽 kHz/pixel
1	定位像	三平面	默认参数							
2	校准扫描	Ax	默认参数							
3	单次激发FSE-T_2WI	COR	450	106	5/1	256×256	1	无/PE并行部分傅立叶	R>L	698

中国肿瘤整合诊治技术指南（CACA）

名称	方位	FOV (mm)	TE (ms)	层厚/间隔 (mm)	采集矩阵	NEX	激发次数/脂肪抑制抑脂/快速采集	PE 方向	总带宽 kHz /pixel
4	FSE-T_2WI	SAG	320	106	4/0	272×320	2	无/PE 并行	H>F	200
5	DWI	SAG	320	Min	4/0	84×128	2	SPAIR/PE 并行	H>F	1954
6	FSE-T_1WI	Ax	380	12	5/1	269×384	2	无/PE 并行	R>L	167
7	FSE-T_2WI	Ax	380	90	5/1	326×384	2	SPAIR/PE 并行	R>L	289
8	DWI	Ax	380	Min	5/1	128×128	2	SPAIR/PE 并行	R>L	1954
9	3D-T_1 C+	ObAx	380	Min	3/0.6	195×320	1	DIXON / 3D 并行	A>P	1040
10	3D-T_1 C+	SAG	346	Min	3/0.6	195×320	1	DIXON / 3D 并行	A>P	1040
11	3D-T_1 C+	ObCOR	450	Min	3/0.6	234×320	1	DIXON / 3D 并行 部分傅立叶	R>L	740

* 序列4~5、序列7~8应保持连续以获得最佳解剖位置对应，序列11在注射对比剂后4分30秒扫描。

* PE=相位编码，NEX=重复激励次数，FA=翻转角，TE=回波时间，FOV=扫描野，C+=对比增强检查。

* A=前，P=后，L=左，R=右，H=头，F=足，Ax=横轴位，SAG=矢状位，COR=冠状位，Ob=斜位。

（二）基础序列质控要求

1.冠状位快速T_2WI序列或稳态自由进动序列

（1）扫描范围：该序列建议作为定位像后首个扫描序列，采取大范围冠状位扫描+应用快速采集技术策略辅助技师了解受检者盆内全景，定位主要病变，并进一步辅助后续定位和扫描范围决策。扫描中心线平行于受检者冠状面；扫描野上下范围应至少包全盆腔结构，即上缘至少达髂前上棘水平、下缘至少达耻骨联合下缘水平，当磁体条件允许时，扫描野上缘达髂动脉分叉-肾门水平之间以包括腹主动脉旁淋巴结引流区、下缘达股骨上段水平以包全双侧腹股沟淋巴结引流区；扫描野左右缘达受检者边缘；扫描野前缘至少达腹直肌鞘前缘，后缘至少达骶骨后缘。

（2）清晰度：大范围扫描层面内像素不宜过小以避免延长扫描时间，建议不小于 1.0 mm×1.0 mm；允许使用图像插值技术扩大图像重建矩阵，改善空间分辨力。

（3）对比度：脉冲序列选择提供 T_2 对比或 T_1/T_2 对比者均可。T_2WI 建议有效 TE 为 100~110 ms，相位重聚脉冲翻转角不低于 120°；稳态自由进动序列建议使用最小化 TR 和 TE，并在 40°~60° 范围内选择最大可用的翻转角，接收带宽不宜过高。T_2WI 序列不建议使用脂肪抑制技术，真实稳态进动序列建议使用脂肪抑制技术（如频率选择法）衬托高信号结构的轮廓。

（4）快速采集技术应用：T_2WI 推荐采用单次激发、部分 K 空间填充技术（HASTE/SSFSE 等）；稳态自由进动序列在优化参数后单层扫描时间非常短，但易受磁化率伪影影响；故3.0 T设备建议优先选择HASTE/SSFSE T$_2$WI，1.5 T设备建议选用稳态自由进动序列。

（5）伪影控制：为减轻呼吸运动伪影，采用单次或多次屏气分段扫描；若仍存在模糊效应，建议应用并行采集技术，但并行采集因子不宜过高。稳态自由序列易出现线圈边缘区磁化率伪影，应避免其覆盖盆腔范围内结构。

2.矢状位快速自旋回波T$_2$WI

（1）扫描范围：扫描中心线位于受检者正中矢状线；通过冠状位图像保证扫描野左右缘至少包全子宫和双侧附件，扫描野上下范围应至少包全盆腔结构，即上缘至少达髂前上棘水平、下缘至少达耻骨联合下缘水平，扫描野前缘至少超过前盆壁、后缘至少超过臀后方。

（2）清晰度：层面内像素建议不大于1.0 mm×1.0 mm，层厚不超过6 mm，推荐4 mm，层间隔不超过1 mm，推荐0 mm（无间隔）。

（3）对比度：有效TE为100~110 ms，相位重聚脉冲翻转角不低于120°，回波链不长于25；TR建议大于

2500 ms；为了利用脂肪清晰衬托子宫、膀胱、直肠、肠周间隙和盆底腹膜折返等结构，强烈不推荐使用脂肪抑制技术。

（4）信噪比：建议重复激发次数为2。

（5）伪影控制：为减轻腹壁运动伪影，建议设定相位编码方向为头足，同时前盆壁应用腹带/PAT垫加压抑制腹式呼吸运动；此外头足方向推荐增加相位过采样，避免卷褶伪影。NEX不宜过高避免盆腔内结构生理性运动造成的模糊。建议修改K空间填充方式为放射状填充以解决控制不佳的腹壁运动和肠道蠕动导致的运动伪影。

3.横轴位脂肪抑制快速自旋回波T_2WI

（1）扫描范围：采用大范围扫描策略覆盖FIGO分期涉及的淋巴结引流区。扫描平面垂直于人体长轴；扫描野上缘至少达髂动脉分叉水平，下缘至少达耻骨联合下缘水平并包全双侧腹股沟淋巴结引流区；扫描野前后缘、左右缘建议包全盆壁软组织，特别是术后及化疗后随访。

（2）清晰度：层面内像素建议 1.0 mm×1.0 mm 左右，层厚不超过 6 mm，推荐 5 mm，层间隔不超过 1 mm，推

MR检查

第十一章 卵巢肿瘤

荐 1 mm。

（3）对比度：有效 TE 为 90~110 ms，相位重聚脉冲翻转角不低于 120°，回波链不长于 15；建议使用频率选择法脂肪抑制技术（如 SPAIR）更好衬托淋巴结、附件、膀胱及肠管壁等结构。

（4）信噪比：建议重复激发次数为 2。

（5）伪影控制：建议受检者条件允许时，双手上举或抱于胸前避免图像左右方向产生卷褶伪影。建议设置相位编码方向为左右，同时前盆壁使用腹带加压抑制腹式呼吸运动，以减轻腹壁运动伪影；当物理措施有效时，保持前后相位编码方向、减少相位编码方向 FOV 并使用欠采样技术有助于缩短扫描时间，亦有助于减轻运动伪影；建议修改 K 空间填充方式为放射状填充以解决控制不佳的腹壁和肠道运动所致的伪影。受检者与线圈之间间隙过大，或为贴合受检者体表轮廓而过度扭曲线圈均有可能加剧 B_1 场不均匀，导致脂肪抑制不匀，建议使用 PAT 垫填充线圈与受检者间的间隙。当已知存在大量盆腔积液时，建议使用 1.5 T 系统或使用具有较高电导率的填充垫减轻介电伪影。

4.横轴位快速自旋回波 T_1WI

（1）扫描范围：同横轴位脂肪抑制快速自旋回波 T_2WI；若需缩短检查时间，扫描野上缘也不应低于髂前上棘水平，骨性盆壁应当被完整包括，这对于治疗后随访非常重要。

（2）对比度：TR 不超过 500 ms，TE 不超过 15 ms，回波链不超过 3。该序列对脂肪抑制技术不做要求，但推荐有条件时可以补充使用 DIXON 技术的梯度回波三维 T_1WI 序列。

（3）清晰度：层面内像素建议 1.0 mm×1.0 mm 左右，层厚不超过 6 mm，层间隔不超过 1 mm，与横轴位 T_2WI 保持一致。

（4）信噪比：建议重复激发次数为2。

（5）伪影控制：同横轴位脂肪抑制快速自旋回波 T_2WI。此外，T_1WI 易在读出梯度（频率编码）方向产生 FID 伪影，建议通过尝试适度延长 TE、增加 NEX 等方式解决。

5.横轴位DWI

（1）扫描范围：同横轴位快速自旋回波 T_2WI，应充分覆盖卵巢肿瘤的淋巴结引流区。

（2）对比度：建议使用单次激发SE-EPI序列提供扩散加权对比，TE、TR均设置为系统推荐的最小值。扩散梯度无法有效降低具有极高质子密度的脂肪信号，故盆腔DWI必须使用脂肪抑制技术提升高信号病灶对比；3.0 T机型建议选用频率选择法而非STIR作为DWI的脂肪抑制技术以获得更满意的信噪比。

（3）清晰度：层面内像素大小建议不超过2.0 mm×2.0 mm，层厚不超过6 mm，层间隔不超过1 mm，与横断位T_2WI保持一致。允许使用图像插值技术扩大图像重建矩阵，改善空间分辨力；建议插值后的平面内像素大小为横断位T_2WI图像的整数倍。

（4）信噪比：低b值建议重复激发次数1~2，高b值建议6~8，1200 s/mm^2以上的b值建议不低于10。建议使用至少3个扩散梯度方向。此外，EPI因子不建议超过84。

（5）伪影控制：对运动的控制同横断位T_2WI；对于盆壁运动过于明显且控制不佳的受检者，在设备允许的情况下，建议采用呼吸触发导航的连续脂肪抑制技术，触发界面为前盆壁与线圈/空气的界面或膈肌（需要增加额外的体线圈），有助于减轻抑脂层面因运动而错位导致的伪影。

6.多期对比增强三维梯度回波T_1WI

（1）扫描方位：建议先扫描标准横断位，再扫描标准矢状位和冠状位。

（2）扫描范围：当肿瘤体积过大时，横轴位尽量包全病变，上界达髂棘上缘，下界达耻骨联合下缘；FOV大小可同相应方位的平扫序列。

（3）对比剂：Gd对比剂，注射剂量0.1 mmol/kg，注射速度最少2 mL/s流速，20~30 mL生理盐水相同流速冲管。建议随访中的重复增强MR检查使用相同的对比剂。

（4）对比度：TE、TR使用系统最小值，翻转角9°~15°。使用脂肪抑制技术降低脂肪高信号背景，优先选择DIXON技术，但亦允许频率选择法。

（5）清晰度：三维采集扫描层厚建议2~4 mm。

（6）信噪比及快速采集技术应用：建议重复激发次数为1。建议使用相位编码或层面选择梯度方向的欠采样技术、部分K空间技术，联合K空间域并行采集技术提高扫描时间分辨率，但任意方向的加速因子均不建议超过3，总加速因子不建议超过4。

（7）伪影控制：有关运动的控制同前述平扫序列。建议矢状位增强添加FOV头足侧各添加饱和带，有助于抑制血管搏动伪影。在相位编码、层面选择方向均应设置过采样以避免卷褶伪影。此外，三维序列伪影控制重点是并行采集伪影：①使用单独校准扫描的机型应注意校准扫描的屏气形式、方向、扫描野中心点位置与增强扫描序列保持一致，校准扫描FOV范围应当大于实际扫描野、但仍在体线圈物理覆盖的范围内，从而减轻因校准扫描带来的伪影；②在时间分辨率固定时，建议选择尽可能小并行采集加速因子、适度扩大FOV以改善图像中心的低信噪比区域；③建议摆位时使线圈更为贴合受检者轮廓，以改善对线圈敏感性的估计并降低几何因子，有条件者建议使用轻量化柔性线圈。

三、提升序列技术参数及质控要求

IVIM-DWI

1.扫描范围

同横轴位快速自旋回波T_2WI，应充分覆盖卵巢肿瘤的淋巴结引流区。

2.技术参数

GEdiscovery 750设备推荐扫描序列：轴面单次激发

平面回波成像序列，取 11 个 b 值，依次为 0、30、50、100、150、200、400、600、800、1000、1500 s/mm² （b= 0、600 s/mm² 时，激励次数为 2；b=30~400 s/mm² 时，激励次数为 1；b=800、1000、1500 s/mm² 时，激励次数为 3、4、5），并行采集因子 2，FOV 340×340 mm。

3.对比度

建议使用单次激发 SE-EPI 序列提供扩散加权对比，TE、TR 均设置为系统推荐的最小值。扩散梯度无法有效降低具有极高质子密度的脂肪信号，故盆腔 DWI 必须使用脂肪抑制技术提升高信号病灶对比；3.0 T 机型建议选用频率选择法而非 STIR 作为 DWI 的脂肪抑制技术以获得更满意的信噪比。

4.清晰度

层面内像素大小建议不超过 2.0 mm×2.0 mm，层厚不超过 6 mm，层间隔不超过 1 mm，与横断位 T_2WI 保持一致。允许使用图像插值技术扩大图像重建矩阵，改善空间分辨力；建议插值后的平面内像素大小为横断位 T_2WI 图像的整数倍。

5.信噪比

低 b 值建议重复激发次数 1~2，高 b 值建议 4~6，

1200 s/mm² 以上的 b 值建议不低于 10。建议使用至少 3 个扩散梯度方向。此外，EPI 因子不建议超过 84。

6.观察要点

与参考序列定位和扫描野一致且无明显的解剖结构错位。图像无明显卷褶伪影、运动伪影、并行采集伪影、磁敏感伪影、Nyquist 伪影等，若存在伪影至少不影响病变的检出与观察。相比结构像，DWI 图像结构变形不明显。各 b 值设置合理、图像信噪比满意。高低 b 值图像之间无明显的解剖结构错位。高级扩散模型选择及参数设置合理，参数图信噪比满意。

7.诊断意义

IVIM-DWI 是将数个乃至数十个 b 值不同的 DWI 序列整合成一个整体，利用不同运动状态下水分子在不同 b 值时信号衰减程度各异的原理，依据相关数学理论，衍生出单指数、双指数和拉伸指数三种模型。这三种模型共有 6 个参数，分别是反映扩散信息的 ADC-Stand、ADC-Slow、DDC，反映灌注信息的 ADC-Fast、f 值以及反映组织异质性的 α 值等。通过使用 IVIM 模型进行双极性曲线拟合分析，可以剔除微循环或灌注效应，反映出真正的组织扩散多 b 值 DWI 估算 ADC 评价病变活性更为准确。

四、各序列观察要点和诊断意义

（一）冠状位快速 T_2WI 序列或稳态自由进动序列

1. 观察要点

图像无明显运动伪影，若肠道存在蠕动或磁敏感伪影则不应影响子宫和附件结构；组织结构清晰，对比良好；髂血管分叉及臀下级、骨盆两侧壁、耻骨联合及骶骨等解剖标定点显示清晰。

2. 诊断意义

观察子宫、双侧附件、膀胱的形态、位置和解剖关系。定位盆腔肿物是否为卵巢病变，评价病变囊实性成分和间隔所占比例，是否存在乳头状突起，T_2WI 高信号为囊性成分，等稍低信号为实性成分，注意液液分层和 T_2WI 极低信号提示出血存在。明确恶性肿瘤对子宫、膀胱、肠道和盆壁血管结构和骨性盆壁的局部侵犯。明确盆壁淋巴结情况和是否存在骨盆转移。辅助后续各序列扫描的定位和范围决策。

（二）矢状位快速自旋回波 T_2WI

1. 观察要点

图像无明显运动伪影。确认膀胱充盈状态，子宫、阴道及周围脂肪结构是否清晰，附件区肿物与子宫、膀胱、肠道的关系，尤其注意前腹壁下腹膜和盆底腹膜返折是否存在腹膜转移。

2.诊断意义

观察卵巢肿物信号特征（同冠状位 T_2WI），肿瘤与子宫、膀胱、肠道的关系，腹膜转移的位置和范围。除外椎体骨转移等远处转移要素。评价术后患者阴道残端有无复发征象。

（三）横轴位脂肪抑制快速自旋回波 T_2WI

1.观察要点

图像无明显运动伪影，脂肪抑制均匀。确认子宫及双侧附件显示清晰，确认覆盖第一站（双侧髂总及髂内外区、闭孔区、宫旁区）、第二站（腹主动脉旁、腹股沟区）淋巴结所在的解剖范围。

2.诊断意义

观察子宫、双附件的形态、位置、固有结构对比及生理性改变，观察输尿管走行和管腔形态。定位卵巢病变，评价卵巢肿块大小、形态、单侧或双侧以及肿块是否具有恶性特征，观察卵巢肿物信号特征（同冠状位 T_2WI），注意病灶内分隔>3 mm 或乳头状结节>4 cm，提示恶性征象。另外还要注意是否有并发症，如肠梗阻、肾积水或静脉阻塞/血栓形成、盆腔或上腹部的腹水及腹水量。配合 DWI 检出、评价各引流区淋巴结形态、数量、大小及信号均匀度，明确淋巴结状态。需注意短轴直径>1 cm 的淋巴结部位，或成簇分布的较小圆形淋巴结以及心膈角处短径>5 mm 的淋巴结。评价骨盆髓腔信号除外骨转移等远处转移要素。检出盆腔内的其他病变。评价术后患者阴道残端有无复发征象。

（四）横轴位快速自旋回波 T_1WI

1.观察要点

图像无明显运动伪影。确认双侧髂前上棘、双侧坐骨结节、耻骨联合及双侧股骨头等骨性解剖标定点是否显示清晰。显示正常解剖结构，检出病变内出血、脂肪等特异性成分，有助于明确诊断；如是否有子宫内膜增厚、膀胱、肠道侵犯或盆腔侧壁侵犯等。

2.诊断意义

检出并配合其他序列鉴别子宫或盆腔内的短 T_1 信号病变（脂肪、出血、大分子、黑色素等）。检出肌肉病变。观察盆腔骨性结构，评价骨皮质低信号带是否连续，除外骨转移等远处转移要素。评价术后患者阴道残端有无血肿。

（五）常规视野DWI

1.观察要点

与参考序列定位和扫描野一致且无明显的解剖结构错位。图像无明显卷褶伪影、运动伪影、并行采集伪影、磁敏感伪影、Nyquist伪影等，若存在伪影至少不影响病变的检出与观察。相比结构像，DWI图像结构变形不明显。高b值图像信噪比满意，T_2透射现象不明显。高低b值图像之间无明显的解剖结构错位。ADC图噪声阈值选取合适，自由水、肌肉、病变、脂肪ADC值在正常范围内。DWI序列b值一般选用800~1000 s/mm²。

2.诊断意义

定位卵巢病变，鉴别卵巢良恶性肿瘤（ADC值< 1.7×10^{-3} mm²/s提示恶性可能），评价（残余或术后复发）肿瘤活性。评估对阴道、膀胱或直肠黏膜等结构的局部侵犯。配合抑脂T_2WI检出、评价各引流区淋巴结形态、数量、大小，参考ADC值等明确淋巴结转移状态。DWI对于评估卵巢癌腹膜播散也有很大价值，可以评估盆腔外其他腹膜/浆膜植入物的位置和大小、小肠系膜受累等。同时检出骨转移等远处转移。

（六）动态对比增强梯度回波 T_1WI

1.观察要点

图像无明显卷褶伪影、运动伪影，脂肪抑制均匀，DIXON无计算错误。确认时间分辨率、强化时间、解剖结构的增强表现符合诊断要求。

2.诊断意义

评价病变的血流动力学特点，鉴别其他非肿瘤性病变或良性病变；通过对DCE-MRI图像分析可以得到在每个时间点的信号强度，获得时间-信号曲线（TIC）。TIC类型分为3种类型：卵巢病变的实性成分呈轻度缓慢渐进性强化，此类曲线被命名为"缓慢上升型（Ⅰ型）"；实性成分呈早期中等强化并持续强化，此类曲线被命名为"平台型（Ⅱ型）"；当实性成分早期明显强化并迅速下降，此类曲线被命名为"流出型（Ⅲ型）"。一般认为一般渐进上升型曲线无强化峰值，病灶组织多提示良性可能；平台型曲线提示肿瘤组织为交界性可能；流出型曲线以恶性病变为主。还可以通过测量获得定量参数值（Ktrans、Kep 和 Ve），一般认为Ktrans值越高，肿瘤代谢越快，恶性程度越高。

第十二章

乳腺肿瘤

一、MR检查方法与操作流程

（一）技术特点

乳腺 MR 无电离辐射且具良好软组织分辨力，在过去 20 年中越来越多用于乳腺癌检测，已成为乳腺癌检查主要方法之一。

由于乳腺脂肪丰富，为避免高信号脂肪组织对病变显的干扰，在乳腺 MR 行脂肪抑制非常必要。脂肪抑制技术有主动抑制和被动抑制。被动抑制即数字剪影技术，易受运动伪影影响而掩盖小病灶，故较少应用。目前临床多应用的是频率选择主动脂肪抑制技术，抑脂效果关键在于匀场过程中脂肪峰是否充分饱和。对自动匀场效果不佳，通常扫描前对双侧乳腺分别用手动匀场，调整中心频率，以达脂肪抑制最佳效果。

高质量图像是乳腺 MR 检查成功关键，空间分辨率越高，越能清晰显示病灶边缘、形状和内部结构，可提高诊断准确性。对乳腺增强扫描，在满足较高空间分辨率同时，对时间分辨率也有要求。建议扫描层厚≤3 mm，层面内分辨率应<1.5 mm，单次扫描时间<2 min。

乳腺动态增强扫描对乳腺病变诊断及评估具重要意义，与 DWI 及 T_2WI 整合对乳腺诊断敏感性及特异性均在90%以上。单纯乳腺MR平扫对乳腺癌诊断价值不大，因此不予推荐。

（二）注意事项

1.检查前准备

（1）临床病史：基本临床信息包括症状、体征、家族史、高危因素、乳腺活检或手术史、是否已取得组织学诊断及MR检查目的等。注明是否绝经及月经周期、有无激素替代治疗或抗激素治疗史、有无胸部放疗史。询问患者有无前片以及其他相关检查（包括乳腺X线摄影和乳腺超声检查）。

（2）最佳检查时间：考虑到绝经前女性月经周期对乳腺背景强化的影响，MR尽量安排在月经周期的第二周即月经开始后第7~14天进行，但对已确诊乳腺癌者可不做此要求。

（3）进入MR机房前再次确认有无MR检查禁忌证，确认患者身份。

2.MR扫描要求

（1）磁场和线圈：推荐采用高场1.5 T及以上的MR扫描仪，采用专用乳腺线圈。如果行MR引导的介入，则推荐采用开放式专用线圈，有利于在侧方操作。

（2）扫描体位：俯卧位，双乳自然悬垂于乳腺线圈中央。摆位时需保证全部乳腺组织位于线圈内，皮肤与乳腺无褶皱，双侧乳腺对称，胸骨中线位于线圈中线上。

（三）适应证及禁忌证

1.适应证

（1）诊断与术前评估：乳腺X线或超声探查困难或难以定性的病变；评估病理性乳头溢液；确定乳腺病变大小；评价乳腺癌侵犯范围；排查多发病灶；腋窝淋巴结转移寻找原发灶者。

（2）治疗评价与随访：乳腺癌术后随访；新辅助化疗疗效的评估；保乳术后复发的监测；假体植入术后评价；乳房成形术后评价；良性病变的随访。

（3）乳腺癌高危人群筛查。

（4）MR引导下穿刺定位或活检。

2.禁忌证

（1）体内有起搏器、外科金属夹子等铁磁性物质及其他不得接近强磁场者。

（2）幽闭恐惧症者。

（3）具有对任何钆螯合物过敏史者。

（4）严重肝肾功能不全、危重、昏迷及其他不适宜较长时间检查者。

（5）妊娠期妇女慎用。

（四）优势与不足

1.优势

（1）无辐射损害。

（2）软组织分辨率高。

（3）多种序列和方位成像。

（4）动态增强扫描可获得血流动力学特征。

（5）功能成像可获得组织水分子运动和代谢物质的信息。

2.不足

（1）检查时间长，一次乳腺 MR 检查大约需要 20 min。

（2）与乳腺 X 线检查相比，乳腺 MR 对有些表现为钙化的可疑病灶不能显示。

（3）与 X 线、超声相比，乳腺 MR 检查的费用相对较高。

二、基础序列技术参数及质控要求

（一）基础序列关键技术参数

表1　基础序列关键技术参数

	名称	方位	FOV (cm)	TE (ms)	层厚/间隔 (mm)	矩阵	激发次数/脂肪抑制	频率方向	带宽 kHz
1	定位扫描	三平面	40	按照默认参数扫描					
2	T_2 非抑脂	横轴面	33~36	10	4/0.4	320×256	2	A/P	62.5
3	T_2 抑脂	横轴面	33~36	68	4/0.4	288×224	2/水脂分离技术	A/P	62.5
4	DWI	横轴面	33~36	Min	4/0.4	140×70	50,800	R/L	250
5	T_1+C 抑脂	横轴面	33~36	Min	<3/-1.5	320×320	1/水脂分离技术	A/P	100
6	T_1+C 抑脂	矢状面	20~26	Min	<3/-1.5	256×192	1/水脂分离技术	A/P	62.5

（二）基础序列质控要求

1. 横轴面 T_1 非抑脂序列

（1）扫描范围：在矢状位图像上定位，范围自锁骨上区至乳腺下缘。冠状位定位像调整角度使扫描层面平行于双侧乳腺中点连线。横断位（平面内定位）将双乳置于图像正中，需含两侧腋窝内。FOV中心位于乳腺前后径中心而非胸腔中心。

（2）对比度：有效TE为10 ms左右，相位回聚脉冲角度为110°左右。

（3）清晰度：层面内体素小于 0.8 mm×1.0 mm，层厚4 mm，间隔0.4 mm。ETL小于4，带宽≥62 kHz。

（4）伪影控制：乳腺横轴面扫描频率编码设为前后方向，相位编码设为左右方向，使乳腺避开胸壁呼吸运动伪影及纵隔心血管搏动伪影；当FOV小于受检部位大小时，需使用相位过采样消除卷褶伪影。

2.横轴面T_2抑脂序列

（1）扫描范围：复制横轴面T_1非抑脂序列的扫描范围。

（2）对比度：有效TE为68 ms左右，相位回聚脉冲角度≥130°。

（3）清晰度：层面内体素小于0.9 mm×1.2 mm，层厚4 mm，间隔0.4 mm。ETL小于18，带宽≥62 kHz。

（4）伪影控制：频率编码设定为前后方向，使用相位过采样。

3.横轴面DWI

（1）扫描范围：复制横轴面T_1非抑脂序列的扫描范围。

（2）b值选择：b值越高对水分子扩散越敏感，但图像信噪比越低，较小b值得到的图像信噪比较高，但对水分子扩散运动检测不敏感。在3.0 T MR设备上b值多选择 800~1000 s/mm²，1.5 T 设备上多选择 600~800 s/mm²。

（3）信噪比：为保证充足的信号强度，扫描视野设定 33 cm，层厚 4 mm。

（4）伪影控制：频率编码设定为左右方向；可在乳腺后方添加饱和带抑制呼吸运动伪影及心血管搏动伪影；DWI 受磁场不均匀影响较大，可用双侧局部匀场，分别覆盖两侧乳腺，中心点相对 FOV 中心偏乳头侧，这是影响 DWI 图像质量的关键。

4.横轴面 T_1 抑脂增强序列

（1）扫描范围：同横轴面 T_1 非抑脂序列的扫描范围。

（2）扫描方法：共扫描 6 个时相，每个时相 60 s 左右，扫描蒙片后暂停，以 2 mL/s 速度顺序注射对比剂（注射剂量 0.1 mmol/kg），及 15~20 mL 生理盐水，注药后 30 s，连续扫描 5 个时相。

（3）分辨率：扫描层厚应 ≤3 mm，层面内分辨率 <1.5 mm，单次扫描时间 <2 min。

5.矢状面 T_1 抑脂增强序列

（1）扫描范围：在横断面图像上定位，扫描基线垂直于胸壁，扫描范围包括乳腺及双侧腋窝。冠状位定位像调整角度使扫描层面垂直于双乳中点连线。矢状位（平面内定位）将双乳置于图像正中。

（2）伪影控制：频率编码设定为前后方向，使乳腺避开呼吸运动伪影及心血管搏动伪影；当 FOV 小于受检部位大小时，用相位过采样消除卷褶伪影；由于属偏中心化学饱和法脂肪抑制，因此需要添加与乳房大小差不多的局部匀场。

三、提升序列技术参数及质控要求

（一）提升序列关键技术参数

表 2　提升序列关键技术参数

	名称	方位	FOV (cm)	TE (ms)	层厚/间隔 (mm)	矩阵	b值/激发次数	频率方向	带宽 kHz
1	T$_2$抑脂	矢状面	20	68	4/1	256×192	2	A/P	62.5
2	IVIM	横轴面	33	Min	4/1	140×70	—	R/L	250
	IVIM b值设定/激发次数	0/1,10/1,20/1,50/1,100/1,150/1,200/1, 400/2,800/2,1000/4,1500/4,2000/8							
3	DKI	横轴面	33	Min	4/1	140×70	—	R/L	250
	DKI b值设定/激发次数	0/1,800/2,1400/4,2000/6							
4	DCE T$_1$+C 3D	横轴面	34	Min	3/0	240×240	1	A/P	31
5	乳腺波谱	任意平面	32	155	20	—	32	—	

（二）提升序列质控要求

1. 矢状面 T$_2$ 抑脂序列

（1）扫描范围：在横断面 T$_2$ 抑脂像上定位单乳矢状面，平行于乳腺长轴，或垂直于胸壁。

（2）对比度有效TE为68 ms左右，相位回聚脉冲角度≥130°。

（3）伪影控制：①由于属偏中心化学饱和法脂肪抑制，因此需要添加与乳房大小差不多的局部匀场；②频率编码位于前后方向，并添加相位过采样。

2.横轴面IVIM

（1）基本质控同横轴面DWI。

（2）扫描范围：复制横轴面T_1非抑脂序列的扫描范围。

3.横轴面DKI

（1）基本质控同横轴面DWI。

（2）扫描范围：复制横轴面T_1非抑脂序列的扫描范围。

4.横轴面DCE

（1）扫描时间：每个时相<6 s，48个时相，扫描时间5分30秒。

（2）扫描范围：同横轴面T_1非抑脂序列的扫描范围。

（3）埋针位置：统一埋针位置，例如右手背或右肘，如有病例不能保持相同位置，停止扫描DCE序列，改扫基本序列。

（4）对比剂：注射剂量0.1 mmol/kg，使用同样对比剂，相同注射速度，不得更改。注射速度3~5 mL/s，20 mL盐水同样注射速度冲管。

（5）扫描方法：扫描开始10 s时注射对比剂。

5.乳腺波谱

（1）适应人群：初诊者适应，治疗后波谱数据不稳定。MRS应在乳腺穿刺前进行。

（2）扫描范围：在横断面窗口和矢状面窗口分别调入增强图像，并显示病灶最大面积层面。在横断面图像以病灶为中心放置波谱ROI，矢状面图像上调整上下和前后位置。波谱ROI体积不宜过小，一般要求大于1.5 cm边长。

（3）干扰控制：放大图像，仔细在波谱ROI的四周放置饱和带，与ROI六个角呈切线位，最大面积覆盖可能造成干扰的组织，包括皮肤、胸壁或心脏。TE时间固定155 ms，否则会影响脂肪峰的形态。

（4）信噪比：为保证充足的信号强度，激发次数为32。

四、各序列观察要点及诊断要点

（一）横轴面 T_1 非抑脂序列

1.观察要点

①乳房内脂肪成分占比与分布；② T_1WI 高信号病灶；③淋巴门结构；④胸肌筋膜完整性。

2.诊断意义

①脂肪组织提供天然对比，且该序列信噪比高，有助于乳腺纤维腺体组织构成准确分类；②鉴别病灶内蛋白/出血/脂肪成分；③帮助判断腋窝淋巴结性质、鉴别乳房内淋巴结；④判断胸肌是否受累。

（二）横轴面 T_2 抑脂序列

1.观察要点

①乳房内纤维腺体成分占比与分布；② T_2WI 高信号病灶；③观察内乳区淋巴结；④假体信号与内部征象。

2.诊断意义

①描述乳腺纤维腺体组织构成分类；②鉴别病灶囊实性、鉴别不同程度高信号病变的性质、观察导管扩张程度、观察水肿程度及范围；③易辨识异常的内乳区淋巴结；④评估假体材质以及完整性。

（三）横轴面DWI序列

1.观察要点

①图像无变形，信噪比足够；②b值的选择；③是否存在T_2穿透效应；④治疗前后的变化。

2.诊断意义

①图像变形严重影响肿瘤范围的评估；②b值与信噪比成反比，一般来说高b值下（800~1500 s/mm²）病灶与周围组织的对比较好；③T_2穿透效应有助于良恶性病变的鉴别；④乳腺癌治疗后ADC值变化发生早于形态学改变，前后ADC值变化程度能够反映不同疗效。

（四）横轴面T_1抑脂增强序列

1.观察要点

①增强前蒙片和减影；②MIP图；③强化病灶形态范围。

2.诊断意义

①鉴别病灶是否真正强化，蒙片高信号的病灶在增强图像上呈高信号，减影后无强化；②观察乳房与病灶血供的整体情况；③肿瘤T分期。

（五）矢状面T_1抑脂增强序列

1.观察要点

①病灶范围；②腋窝淋巴结；③胸壁。

2.诊断意义

①多角度评价病灶，有助于肿瘤分期及病灶定位；②评估横断位扫描野外较高层面的淋巴结；③评估胸壁肋间肌是否受累。

（六）矢状面T₂抑脂序列

1.观察要点

病灶范围。

2.诊断意义

多角度评估病灶，有助于肿瘤分期及病灶定位。

（七）横轴面IVIM序列

1.观察要点

图像无变形。

2.诊断意义

多b值下经过双指数拟合，定量分析肿瘤内水分子扩散运动（D值）与毛细血管微循环灌注（f值），提供更多的量化指标帮助诊断。

（八）横轴面DKI序列

1.观察要点

图像无变形。

2.诊断意义

多方向、多参数的量化反映水分子更为真实的扩散运动。峰度参数代表真实水分子扩散位移偏离高斯分布的程度，体现组织结构的复杂程度；扩散系数代表单位时间内水分子的扩散位移距离，反映水分子的整体扩散水平。

（九）横轴面DCE序列

1.观察要点

①时间–信号强度曲线；②定量DCE；③患者心血管功能。

2.诊断意义

①根据不同曲线类型（流入型、平台型、廓清型）、早期强化率、达峰时间等参数反映病灶的血流动力学特征；②时间–信号强度变化特点结合药代动力学模型得出血流参数（Ktrans、Ve、kep等），定量评价肿瘤血流灌注和血管分布情况；③高血压以及心输出量对Ktrans有一定影响。

（十）乳腺波谱

1.观察要点

无图像伪影，信噪比足够。

2.诊断意义

定量分析乳腺病变各种代谢物浓度，常用1H MRS分析胆碱在特定频率范围处的峰值，结合常规序列有助于鉴别肿瘤性质与评估疗效。

第十二章 乳腺肿瘤

第十三章

肾脏肿瘤

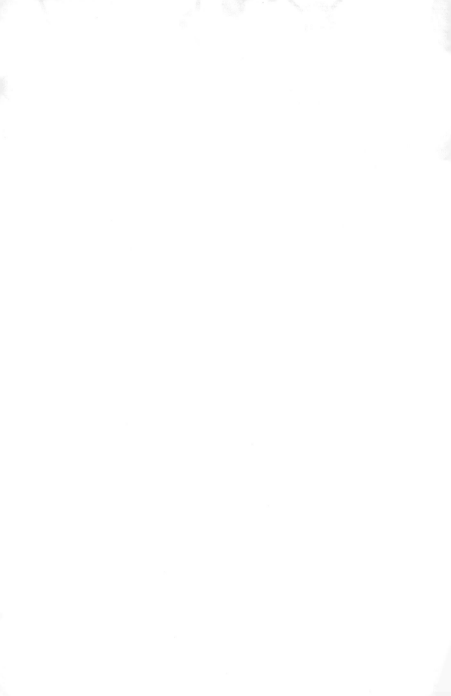

一、MR检查方法与操作流程

（一）技术特点

MR具有较高的软组织分辨力和不同组织的多种信号特征，对于肾脏肿瘤病变的检出、定性、肾细胞癌的分型、分期以及肾囊性肿物的Bosniak分类提供了重要的诊断信息。部分肾脏肿瘤，如肾透明细胞癌胞、肾血管平滑肌脂肪瘤等可以出现脂肪成分，因此肾脏肿瘤MR扫描T_1WI序列需要采用Dixon技术进行成像。肾脏肿瘤的强化特征对肾脏肿瘤的鉴别及肾细胞癌的分型具有重要的临床意义，为显示肾脏肿瘤的强化特征，如果患者情况允许，均建议行MR动态增强扫描。肾恶性肿瘤TNM分期及疗效评估均要求影像学图像清晰显示肿瘤的大小、肾周脂肪、肾静脉、下腔静脉及局部淋巴结受累的情况，要求肿瘤与正常肾组织对比明显，肿瘤与邻近组织关系清晰显示。MR具有较高的软组织对比度，3.0 T多通道线圈提供充足信噪比及空间分辨率，MR扫描图像需要保证足够分辨率，以显示局部细微结构。

MR检查禁忌证相对较多（如体内有金属植入物、幽闭恐惧症等）；检查时间较长、噪声大；扫描时需要患者进行呼吸及屏气配合；且对于钙化和结石的观察不如其他影像学检查。

（二）注意事项

（1）增强检查需禁食4~6 h。检查前行血肌酐检查，若eGFR<30 mL/min/1.73 m²，尽量避免行MR增强。

（2）检查前叮嘱患者保持身体静止，避免运动伪影。

（3）检查前对患者进行呼吸及屏气训练；使用呼吸触发带时，应放置于腹壁呼吸运动明显处。

（4）检查前避免大量饮水，胃肠道内液体过多易造成匀场失败，且胃肠道处于充盈状态时蠕动增多，运动伪影增加。

（三）适应证

（1）体检发现肾脏占位性病变，需要进一步影像学检查进行定性。

（2）临床疑诊肾恶性肿瘤（肾细胞癌，尿路上皮癌等），需影像学检查进行术前病理组织学分型、分期，制定下一步诊疗方案。

（3）经临床确诊肾恶性肿瘤，需影像学评估分期，制定治疗方案。

（4）肾恶性肿瘤患者治疗后，需疗效评估。

（5）肾恶性肿瘤患者术后怀疑局部复发。

（6）肾脏囊性肿物的检出、Bosniak 分型及随访。

二、基础序列技术参数及质控要求

（一）基础序列关键技术参数

表1　基础序列关键技术参数

	名称	方位	呼吸控制	FOV(cm)	TE(ms)	层厚/间隔(mm)	矩阵	激励次数/脂肪抑制	频率方向	带宽kHz/像素带宽Hz/pixel
1	定位扫描	三平面	自由	40	按照默认参数扫描					
2	T$_2$WI	冠状位	屏气	40	85	4 / 0.4	320×224	1	H/F	919 Hz/pixel
3	T$_2$WI	轴位	门控	38	120	4 / 0.4	320×235	1 / SPAIR	R/L	600 Hz/pixel
4	DWI	轴位	门控	38	Min	4 / 0.4	134×100	50,1000	R/L	2332 Hz/pixel
5	T$_1$WI 3D	轴位	屏气	38	Min	3 / -1.5	320×195	1 / Dixon	A/P	1040 Hz/pixel
6	T$_1$WI Dyn	轴位	屏气	38	Min	3 / -1.5	320×195	1 / Dixon	A/P	450 Hz/pixel
7	T$_1$WI 3D	轴位	屏气	38	Min	3 / -1.5	352×215	1 / Dixon	A/P	440 Hz/pixel
8	T$_1$WI 3D	冠状位	屏气	40	Min	3 / -1.5	320×195	1 / Dixon	H/F	740 Hz/pixel

（二）基础序列质控要求

1.冠状位 T$_2$WI HASTE BH

（1）扫描范围：扫描野上至右心房水平，下至髂嵴水平，前缘包括下腔静脉，后缘包括肾脏后缘；如病变累及范围较大需增加扫描范围。调整扫描野位置，使人体结构位于扫描野中心。

（2）对比度：无须施加脂肪抑制技术，有效TE大于或等于80 ms，相位回聚脉冲角度大于或等于130°。

（3）伪影控制：使用并行采集技术可以缩短回波间隔，减轻长回波链造成的模糊效应。设置相位编码方向为左右，如手臂置于身体两侧，需施加相位方向过采样以避免出现卷褶伪影。呼吸运动伪影较重或不同层面肾脏位置差异较大时，需对患者进行屏气训练。

2.轴位 T_2WI TSE Trigger 脂肪抑制

（1）扫描范围：包括整个肾脏，如病变累及范围较大需增加扫描范围；调整扫描野位置，使人体结构位于扫描野中心。

（2）对比度：为清晰显示肾脏皮髓质，有效TE大于120 ms，相位回聚脉冲角度大于或等于130°。建议使用SPAIR进行脂肪抑制。

（3）伪影控制：使用呼吸触发技术进行数据采集，扫描时要求患者呼吸均匀平稳。使用呼吸触发带时需观察呼吸曲线是否清晰准确、使用膈肌导航时需将导航条中心放置于右侧膈肌最高点。根据患者呼吸情况合理设置扫描参数，使采集窗位于呼气末平台期。

3.轴位 DWI Trigger

（1）扫描范围：同轴位 T_2WI TSE Trigger 脂肪抑制。

（2）b 值选择：低 b 值选择 0 或者 50 均可；高 b 值大于等于 1000。如果对 ADC 图像质量要求较高，建议选择 50，1000 s/mm²；如希望自由水抑制更彻底，高 b 值可以选择 1200 s/mm²。

（3）ADC 图：使用 2 个及以上 b 值计算得到 ADC 图，以消除 T_2 穿透效应，同时测量病变的 ADC 值对良恶性组织进行鉴别。

（4）信噪比：DWI 可以反映水分子扩散的情况，对于病变的检出和定性至关重要，随着 b 值的升高信噪比降低，建议激励次数大于等于 6，以保证足够的信噪比。

（5）伪影控制：使用呼吸触发技术进行数据采集，扫描时要求患者呼吸均匀平稳。使用呼吸触发带时需观察呼吸曲线是否清晰准确、使用膈肌导航时需将导航条中心放置于右侧膈肌最高点。根据患者呼吸情况合理设置扫描参数，使数据采集窗位于呼气末平台期。

4.轴位 T_1WI 3D BH

（1）扫描范围：包括整个肾脏及病变累及区域；调

整扫描野位置，使人体结构位于扫描野中心。

（2）对比度：建议使用Dixon序列，一次采集即可得到正相位图像、反相位图像和脂肪抑制图像。

（3）分辨率：层面内像素小于或等于1.2 mm×1.2 mm，层厚3~4 mm。

（4）伪影控制：屏气扫描，设置相位编码方向为前后，使主动脉搏动伪影位于前后方向。如呼吸运动伪影较重，可对患者进行屏气训练；确实无法配合屏气的患者可尝试将相位编码方向修改为左右，使用增加激励次数的方法减小呼吸运动伪影的影响。

5.轴位 T_1WI 3D 动态增强

（1）扫描范围：同轴位 T_1WI 3D BH。

（2）对比度：施加脂肪抑制；建议使用Dixon技术，避免因胃肠道气体造成局部脂肪抑制失败。

（3）分辨率：层面内像素小于等于1.2 mm×1.2 mm，层厚3~4 mm。

（4）对比剂：根据患者体重按0.1 mmol/kg计算，注射速率为3~4 mL/s。

（5）扫描期相：推荐使用对比剂智能追踪技术进行触发扫描，避免因个体差异造成扫描期相不准确。皮质

222

期通常在对比剂注射后30~40 s采集；髓质期通常在对比剂注射后90~120 s采集；排泄期通常在对比剂注射后240 s之后采集。

（6）伪影控制：屏气扫描，可以视情况增加头足方向饱和带，以减弱血管搏动伪影的干扰。

6.轴位 T_1WI 3D Delay

（1）扫描范围：同轴位 T_1WI 3D 动态增强。

（2）对比度：施加脂肪抑制；建议使用Dixon技术，避免因胃肠道气体造成局部脂肪抑制失败。

（3）分辨率：层面内像素小于或等于1.2 mm×1.2 mm，层厚3~4 mm。

（4）扫描期相：延迟期通常在对比剂注射后5~7 min进行采集。

（5）伪影控制：屏气扫描，设置相位编码方向为前后，使主动脉搏动伪影位于前后方向。如呼吸运动伪影较重，可对患者进行屏气训练；确实无法配合屏气的患者可尝试将相位编码方向修改为左右，同时增加头足方向饱和带，使用增加激励次数的方法减小呼吸运动伪影的影响。

7. 冠状位 T_1WI 3D Delay

（1）扫描范围：扫描野上至右心房水平，下至髂嵴水平，前缘包括下腔静脉，后缘包括肾脏后缘；如病变累及范围较大需增加扫描范围。调整扫描野位置，使人体结构位于扫描野中心。

（2）对比度：施加脂肪抑制；建议使用Dixon技术，避免因胃肠道气体造成局部脂肪抑制失败。

（3）分辨率：层面内像素小于或等于1.3 mm×1.3 mm，层厚3 mm。

（4）扫描期相：延迟期通常在对比剂注射后5~7 min进行采集。

（5）伪影控制：屏气扫描，设置相位编码方向为左右，增加头足方向饱和带，减弱血管搏动干扰。如呼吸运动伪影较重，可对患者进行屏气训练；确实无法配合屏气的患者可尝试使用增加激励次数的方法减小呼吸运动伪影的影响。

三、提升序列技术参数及质控要求

（一）泌尿系水成像序列（MRU）

1. 技术特点

通过重 T_2 加权图像突出显示泌尿集合系统内液体

（即尿液），同时抑制周围软组织信号，在不使用对比剂和逆行插管的情况下显示尿路情况。MRU对尿路梗阻性病变的梗阻部位、程度的判断具有很高的敏感性和特异性，特别是对于肾功能差静脉尿路不能显影者，具有较高的临床应用价值。

2.扫描范围

冠状位采集，包括肾盂、输尿管、膀胱。

3.对比度

3D MRU有效TE大于或等于600 ms，TR 1800~2400 ms；2D MRU有效TE大于或等于600 ms，TR 4500~6000 ms。

4.分辨率

3D MRU层面内扫描体素小于或等于1.0 mm×1.0 mm，扫描层厚建议小于或等于2.0 mm，重建层厚建议等于1 mm，2D MRU层面内像素小于或等于1.0 mm×1.0 mm，层厚40~60 mm。

5.伪影控制

检查前叮嘱患者适当充盈膀胱，同时需避免胃肠道内液体过多影响观察；胃肠道内液体过多也会造成蠕动增多，增加运动伪影。

（二）对比增强磁共振血管成像（CE-MRA）

1.技术特点

K空间中心优先填充结合对比剂透视触发技术，可以在肾动脉内对比剂达到峰值时准确地进行数据采集；使用图像剪影技术，去除血管周围组织对血管的干扰。

2.扫描范围

冠状位采集，前缘包括主动脉，后缘包括肾脏，调整扫描野位置，使人体结构位于扫描野中心。

3.伪影控制

扫描时机的掌握是CE-MRA成败的关键，启动过早或过晚都会影响CE-MRA的质量，甚至导致检查失败，因此必须使用对比剂智能追踪技术以保证触发时机的准确。

（三）非增强磁共振血管成像（non-CE-MRA）

1.技术特点

使用平衡式稳态自由进动序列进行成像，属于亮血技术的一种。因其无须使用对比剂，对肾功能不全的患者具有较大的潜在应用价值。

2.对比度

组织的信号强度取决于该组织的T_2/T_1比值，通过极短的TR和TE减小流动对血液信号的影响。

3.扫描范围

轴位采集，包括双侧肾动脉主干、二级分支、三级
分支。

4.伪影控制

non-CE-MRA 显示对于轻度狭窄显示较好，而中、
重度狭窄则因复杂血流引起体素内失相位，导致图像质
量变差、狭窄程度被夸大。

（四）小视野 DWI（Focus、ZOOMit、iZOOM、
MicroView）

1.技术特点

传统DWI激发脉冲和聚相脉冲方向相同，而小视野
DWI使用两个方向分别进行激发和聚相，图像变形更
小、图像质量更佳。同时因其特有的采集方式，在矢状
位和冠状位采集时也能获得无变形、解剖结构清晰的
DWI图像。

2.扫描范围及伪影质控要求

与常规DWI要求一致。

（五）体素内不相干运动（IVIM）

1.技术特点

IVIM可以将水分子扩散和微循环灌注两方面信息加

以区分，从而能更准确地描述组织微观结构及功能的变化，同时还能在无需对比剂的情况下表达组织的微循环灌注情况。低 b 值时 ADC 值主要反映微循环灌注信息，高 b 值时 ADC 值则反映微观水分子运动信息。

2.b 值选择

目前针对肾脏 IVIM 的相关研究并未对 b 值选择达成一致，需根据不同设备的性能进行匹配。笔者建议 b 值组合如下：0（1），10（1），30（1），50（1），80（1），100（1），200（1），400（2），600（2），800（2），1000（4）。

3.扫描范围及伪影质控要求

与常规 DWI 要求一致。

（六）动脉自旋标记（ASL）

技术特点

利用自由扩散的水分子作为内源性示踪剂，不必依赖于外源性对比剂。在成像层面上游对血流进行反转处理，被标记的血流进入成像平面时进行图像采集，通过对标记图像和对照图像进行信号减影，获得肾脏的组织灌注信息。

四、各序列观察要点及诊断要点

（一）冠状位 T$_2$WI HASTE BH

1.观察要点

图像无明显各种运动伪影。图像内组织结构清晰显示。肿瘤与正常肾组织对比明显，假包膜显示清晰。肿瘤内部结构显示清晰，肿瘤周围结构侵犯的显示。静脉内瘤栓的显示，包括瘤栓的位置、大小、长度等，区域及部分非区域淋巴结大小及内部结构的显示。

2.诊断意义

评估肿瘤位置、范围，为肾细胞癌 T 分期提供部分影像依据；评估区域及部分非区域淋巴结；评估静脉内瘤栓。为轴位序列扫描定位。

（二）轴位 T$_2$WI TSE Trigger 脂肪抑制

1.观察要点

图像无明显各种运动伪影。图像内组织结构清晰显示，肿瘤与正常肾组织对比明显，肿瘤假包膜的显示；肿瘤内部结构显示清晰，包括实性肿瘤的囊变、坏死、脂肪、钙化等，囊性肿物的囊壁、分隔、囊/实性成分等；肿瘤周围结构侵犯的显示，包括肾周脂肪、肾周筋膜、肾窦结构及邻近脏器。静脉内瘤栓的显示，包括瘤栓的位置、大小、长度等。区域淋巴结大小及内部结构的显示。

2.诊断意义

可用于肾脏肿瘤的定性、肾细胞癌的分型及分期，肾脏囊性肿物的分型。

（三）轴位 DWI Trigger

1.观察要点

图像无变形，无伪影，高 b 值图像有足够信噪比。

2.诊断意义

鉴别肾脏肿瘤性质。治疗后肾脏肿瘤的残余或复发评价，尤其是新辅助治疗后疗效评价，以及有无活性残留。可疑骨转移病变的检出。

（四）轴位 T_1WI 3D BH

1.观察要点

图像无明显各种运动伪影。图像内结构显示清晰，脂肪抑制均匀，无水脂计算错误。

2.诊断意义

鉴别肾肿物内蛋白成分、出血、坏死囊变、脂肪的病理改变；鉴别肾脏肿物的囊性成分；观察骨性结构。肾 AML 脂肪与间质成分比例评估，有助于选择手术或非手术治疗方案。

（五）轴位 T₁WI 3D 动态增强

1.观察要点

图像无明显各种运动伪影。图像内结构显示清晰，脂肪抑制均匀无水脂计算错误。观察是否存在副肾动脉及其数目，并描述肾动脉及副肾动脉与肾静脉的位置关系。观察肿瘤是否有肾外动脉供血。观察有无静脉内瘤栓形成及其范围。

2.诊断意义

显示肾脏肿瘤的强化特点，鉴别肾脏肿瘤良恶性及肾细胞癌的病理组织类型。肾细胞癌治疗后，增强早期不同的强化表现鉴别纤维化和残余肿瘤成分，从而有助于评价疗效。显示肾血管，术前评价肾动脉的变异情况及肾动、静脉的位置关系，辅助手术方案制定。静脉内瘤栓的检出，评估瘤栓位置及范围。肾AML血管及出血风险评估。

（六）轴位/冠状位 T₁WI 3D Delay

1.观察要点

图像无明显各种运动伪影。图像内结构显示清晰，脂肪抑制均匀无水脂计算错误。

2.诊断意义

根据肾脏肿瘤的延迟强化特点，鉴别肾脏肿瘤良恶性及肾细胞癌的病理组织类型。多角度评价肾细胞癌的范围、与周围解剖结构关系，辅助术前分期。多角度评价肿瘤残余、复发或转移情况，辅助疗效评价。多角度评估静脉内瘤栓的位置、范围、长度，辅助治疗方案制定或疗效评价。

第十四章

输尿管肿瘤

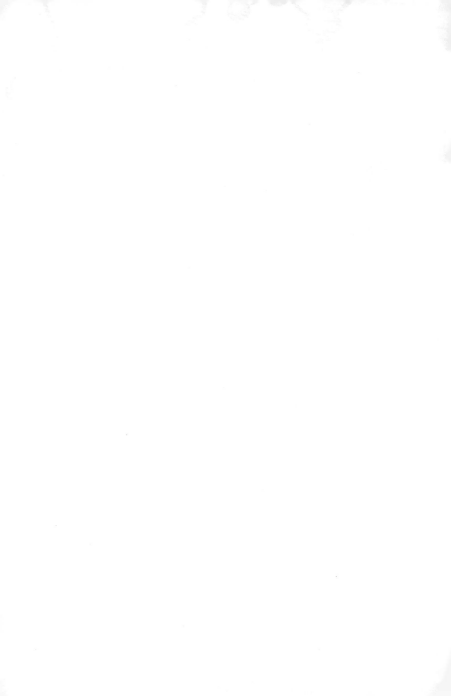

一、MR检查方法与操作流程

（一）技术特点

输尿管肿瘤常会伴随输尿管扩张与积水，MR尿路成像技术（magnetic resonance urography，MRU）利用MR水成像原理，对尿路中的尿液成分进行成像以显示梗阻部位。因水具有长T_2弛豫时间的特点，用超重长T_2加权参数，加上脂肪抑制技术使背景组织信号（短T_2弛豫时间）抑制，积水的泌尿系统高信号与周围形成强对比从而达到显像效果。MRU相比静脉肾盂造影、CTU等技术具有无辐射损害、无需对比剂、安全性高等特点；同时可多方位成像能直观显示梗阻部位；与常规T_1、T_2及增强序列联合可获得病变部位的大量信息。

（二）注意事项

输尿管MR检查要求受检者禁食禁水4~6 h，以避免肠内容物伪影对图像质量产生影响；扫描前不要排尿。

检查前须进行呼吸训练。尽可能训练受检者采用呼气末屏气，主要因呼气末屏气的膈肌位置相对比较稳定，而吸气末膈肌位置容易发生变化，难以保证每次屏气膈肌都在呼吸周期的相同位置。

摆位时尽量要求双手上举，根据患者情况（如肩周炎、老年人）调整最适体位，以避免受检者无法坚持导致运动伪影；同时要求将线圈中心对准脐下 3 cm 位置，并将线圈的中点置于主磁体的中心，以避免局部磁场不均匀，并改善磁敏感伪影及压脂不均。

（三）适应证

1.输尿管肿瘤

2.输尿管梗阻

二、基础序列技术参数及质控要求

（一）基础序列关键技术参数

表1　基础序列关键技术参数

	名称	方位	呼吸控制	FOV（cm）	TE（ms）	层厚/间隔（mm）	矩阵	激发次数/脂肪抑制	频率方向	备注
1	定位扫描	三平面	自由	450×450	按照默认参数扫描					
2	T₂ SSFSE	COR	BH	360×360	1400/85	5/1	256×256	1	FH	—
3	SPACE	COR	RT	380×380	2400/352	1/0	384×276×257	2/SPAIR	FH	—
4	T₂ FSE	Ax	RT	380×380	2000/76	3/0	320×320	1/SPAIR	AP	—
5	T₁+C 3D Dyn	Ax	BH	380×380	3.31/1.3	3/0	240×240×160	1/SPAIR	RL	动脉及静脉期分别在注药后20 s及55 s开始采集
6	T₁+C 3D	COR	BH	450×336	4.28/1.35, 2.58	2/0	288×288×160	1/DIXON	FH	延迟2 min后开始采集

（二）基础序列质控要求

1.COR T_2 SSFSE

（1）扫描范围：冠状位 FOV 要求调整其前后左右位置，使 FOV 能覆盖肾脏、肾盂前后范围，下缘要包含膀胱。

（2）对比度：TE 设置为 70~90 ms。

（3）伪影控制：采用长的回波链（ETL 为 200~256）该序列并无明显的呼吸运动伪影，采用相对稳定的呼气末屏气可以避免遗漏病灶。

2.3D MRU

（1）扫描范围：冠状位 FOV 要求调整其前后左右位置，使 FOV 能覆盖肾脏、肾盂前后范围，下缘要包含膀胱。

（2）对比度：TE 为 400~800 ms，TR 为 6000~8000 ms。使用频率选择绝热反转脂肪抑制技术 SPAIR 抑制脂肪。

（3）信噪比：层厚为 1 mm，层间距为 0。

（4）伪影控制：在 FOV 上下添加饱和带抑制血管搏动伪影，并将频率编码方向设置为上下方向；对有腹水患者，可选择性放置饱和带抑制腹水信号，提高 MRU 图像质量。

3.Ax T$_2$ FSE FS

（1）扫描范围：横轴位以梗阻部位为中心上下行薄层扫描。

（2）对比度：TE设置为70~90 ms。

（3）信噪比：FSE采用回波链（ETL为15~20）较短，比SSFSE提供更充足的信号强度。

（4）伪影控制：用SPAIR技术可均匀抑制脂肪；采用呼吸门控或者膈肌导航联合刀锋技术BLADE技术可有效抑制运动伪影。

4.Ax T$_1$+C 3D Dyn

（1）扫描范围：复制Ax T$_2$ FSE FS扫描范围，屏气扫描。

（2）扫描方法：共扫描3个时相，每个时相16 s，扫描蒙片后暂停，以2~3 mL/s速度注射对比剂，注药后20 s开始采集动脉期，55 s后采集静脉期。

（3）伪影控制：体型偏大者，加速因子可适当降低或通过增加FOV来减轻并行采集伪影。

5.COR T$_1$+C 3D

（1）扫描范围

复制COR T$_2$ SSFSE扫描范围，屏气扫描。

（2）时相控制：注药后 2 min 开始采集。

（3）伪影控制：体型偏大者，加速因子可适当降低或通过增加 FOV 来减轻并行采集伪影。

三、提升序列技术参数及质控要求

（一）提升序列关键技术参数

表2　提升序列关键技术参数

	名称	方位	呼吸控制	FOV (cm)	TE (ms)	层厚/间隔 (mm)	矩阵	激发次数/脂肪抑制	频率方向	备注
1	rFOV DWI	Ax	RT	200×120	3800/68	3/0.3	100×100	SPAIR	RL	—
2	SPACE	COR	BH	320×320	1600/448	1.3/0	320×288×160	1/SPAIR	FH	呼吸不均匀者用,单次屏气可实现 3D MRU 成像

（二）提升序列质控要求

1.rFOV DWI

（1）扫描范围：覆盖输尿管病变局部。

（2）b值选择：选择 50，1000 s/mm²。如希望自由水彻底变暗，可增加 b 值为 1200 s/mm²。

（3）信噪比：高b值激次数为6。

（4）扫描视野：200 mm×120 mm，层厚 3/0.3 mm。

（5）诊断意义：小视野高分辨率DWI成像，辅助输尿管病变性质判断及精准分期。

2.3D MRU BH

（1）扫描范围：扫描视野要求调整其前后左右位置，使视野能覆盖肾脏、肾盂前后范围，下缘要包含膀胱扫描视野。

（2）诊断意义：3D MRU RT针对呼吸不均匀者重建输尿管边缘易出现模糊伪影，3D MRU BH可实现单次屏气完成数据采集，提供更加优质的图像；同时多角度观察梗阻部位，并可进行MPR，薄层MIP重建观察局部梗阻及全尿路多发病变。

四、各序列观察要点及诊断要点

（一）平扫T_1WI、T_2WI

（1）观察要点：图像无明显各种运动伪影。

（2）诊断意义：观察肿瘤的位置、大小及边缘情况，并且有助于观察肾周、腹膜后及输尿管周围情况。

（二）MRU

（1）观察要点：重建图像能清晰输尿管走行，边界清晰无明显运动伪影，且能清晰显示梗阻部位。

（2）诊断意义：多角度观察梗阻位置，并可进行MPR，薄层MIP重建观察局部情况，直观了解尿路狭窄及梗阻情况，有助于了解肾盂及膀胱内病变情况。

（三）增强

（1）观察要点：图像无明显呼吸运动伪影及并行采集伪影。图像内结构显示清晰，脂肪抑脂均匀，无水脂计算错误。

（2）诊断意义：动态增强可用于发现输尿管自身病变及输尿管周围病变，通过病变强化特点进行良恶性病变鉴别，了解输尿管管壁周围受累范围、受累长度、周围侵犯情况等，同时显示肾盂及膀胱内病变强化情况。

（四）DWI

（1）观察要点：图像无变形，无伪影，信噪比足够。

（2）诊断意义：小视野高分辨率DWI成像，辅助输尿管病变性质判断及精准分期。

第十五章

膀胱肿瘤

一、MR检查方法与操作流程

(一)技术特点

磁共振成像具有较高的软组织分辨力,能够敏感检出膀胱肿瘤,观察其形态特征,并清晰显示膀胱肿瘤对于膀胱肌层的浸润及与周围脏器的关系,为临床分期及治疗方案的选择提供重要的影像学依据。同时磁共振成像还具有非侵入性、无电离辐射等特点,已成为特殊人群(妊娠期、长期随访患者等)的首选检查。

但磁共振检查禁忌证相对较多(如体内有金属植入物、幽闭恐惧症等)。检查时间较长、噪声大,同时要求扫描时患者身体必须保持静止,对患者耐受性有一定的要求。对于结石及钙化的观察不如超声和CT也是磁共振成像的劣势。

(二)注意事项

(1)检查前一天服缓泻剂、进食少渣饮食,避免肠道内容物影响检查。

(2)增强检查需禁食4~6 h。检查前行血肌酐检查,若eGFR<30 mL/min/1.73 m^2,尽量避免行MR增强。

(3)适度充盈膀胱对成像效果至关重要;充盈不足膀胱壁增厚显示不均匀,易导致误诊;过度充盈会增加运动伪影，导致图像模糊不清。可让患者检查前1~2 h排尿，检查前30 min饮水500~1000 mL。如定位图像显示膀胱充盈不足，应让患者再饮水500~1000 mL，等待30 min后再行检查；如定位图像显示膀胱过度充盈，应让患者排掉部分尿液后再行检查。

（4）检查前叮嘱患者保持身体静止，避免运动伪影。

（5）膀胱生理性蠕动可能会造成图像伪影，影响膀胱观察。但多数情况下无须注射解痉药。确须注射时，须对患者进行充分评估，避免不良反应的发生。

（6）膀胱活检、经尿道膀胱肿瘤电切手术（TURBT）及其他膀胱内治疗，可能引起膀胱壁水肿和炎性改变，因此MR检查建议安排在膀胱活检或膀胱内治疗之前或治疗后至少2周后。

（三）适应证

血尿原因排查；膀胱肿瘤的定位、定性、鉴别、术前分期、治疗后监测随访等。

二、基础序列技术参数及质控要求

（一）基础序列关键技术参数

表1 基础序列关键技术参数

	名称	方位	呼吸控制	FOV（cm）	TE（ms）	层厚/间隔（mm）	矩阵	激励次数/脂肪抑制	频率方向	带宽kHz/像素带宽Hz/pixel
1	定位扫描	三平面	自由	40	按照默认参数扫描					
2	T₂W TSE	矢状位	自由	24	100	4 / 0.4	384×270	2	A/P	220 Hz / pixel
3	T₂W TSE	轴位	自由	24	100	4 / 0.4	384×270	2	A/P	220 Hz / pixel
4	T₂W TSE	冠状位	自由	32	100	4 / 0.4	384×270	2 / SPAIR	H/F	220 Hz / pixel
6	DWI	轴位	自由	30	Min	4 / 0.4	134×124	b0/50, b1000	R/L	2550 Hz / pixel
7	T₁W TSE	轴位	自由	24	Min	4 / 0.4	384×270	2	A/P	200 Hz / pixel
8	T₁W 3D	轴位	屏气	32	Min	2 / −1	256×214	1 / SPAIR	R/L	700 Hz / pixel
9	T₁W 动态增强	轴位	自由	32	Min	2 / −1	256×214	1 / SPAIR	R/L	700 Hz / pixel
10	T₁W 3D 延迟	矢状位	屏气	32	Min	2 / −1	256×214	1 / Dixon	H/F	700 Hz / pixel
11	T₁W 3D 延迟	冠状位	屏气	32	Min	2 / −1	256×214	1 / Dixon	H/F	700 Hz / pixel
12	T₁W 3D 延迟	轴位	屏气	32	Min	2 / −1	256×214	1 / Dixon	R/L	700 Hz / pixel

（二）基础序列质控要求

1. 矢状位 T₂W TSE

（1）扫描范围：扫描野上缘至第5腰椎上缘，下缘包括盆底软组织，两侧包括膀胱侧壁，调整扫描野位置使膀胱位于扫描野中心。

（2）对比度：有效 TE 为 100~130 ms，TR 为 4500~5500 ms，相位回聚脉冲角度大于或等于 130°。

（3）信噪比：建议使用多次激励保证图像信噪比，激励次数应大于或等于 2。

（4）分辨率：层面内像素小于或等于 0.8 mm×0.6 mm，层厚 4 mm，间隔 0.4 mm。为避免模糊效应，回波链长度不宜过大（ETL<20）。

（5）伪影控制：设置相位编码方向为 H/F，使腹壁呼吸运动伪影位于头足方向，在膀胱底上方的小肠处施加饱和带，减少小肠蠕动伪影对于膀胱底壁显示的影响。

2. 轴位 T_2W TSE

（1）扫描范围：调整扫描层数，上缘包括膀胱底，下缘包括尿道内口，调整扫描野位置使膀胱位于扫描野中心。

（2）对比度：有效 TE 为 100~130 ms，TR 4500~5500 ms，相位回聚脉冲角度大于或等于 130°。

（3）信噪比：建议使用多次激励保证图像信噪比，

激励次数应大于或等于2。

（4）分辨率：层面内像素小于或等于0.8 mm×0.6 mm，层厚4 mm，间隔0.4 mm。为避免模糊效应，回波链长度不宜过大（ETL<20）。

（5）伪影控制：设置相位编码方向为R/L，使腹壁呼吸运动伪影位于左右方向。

3.冠状位 T_2W TSE 脂肪抑制

（1）扫描范围：扫描野上缘包括第5腰椎上缘，下缘至盆底软组织，前缘包括膀胱前壁，后缘至直肠前壁，调整扫描野位置，使膀胱位于扫描野中心。

（2）对比度：施加脂肪抑制技术；有效TE为80~100 ms，TR为4500~5500 ms，相位回聚脉冲角度大于或等于130°。

（3）分辨率：层面内像素小于或等于0.8 mm×0.8 mm，层厚4 mm，间隔0.4 mm。为避免模糊效应，回波链长度不宜过大（ETL<20）。

（4）信噪比：建议使用多次激励保证图像信噪比，激励次数应大于或等于2。

（5）伪影控制：设置相位编码方向为R/L，双手臂置于胸前或者举过头顶，手臂于身体两侧会增大局部磁场不均匀使脂肪抑制变差；在频率方向上使用流动补偿技术抑制血管搏动伪影，多次激发亦可显著降低血管搏动伪影。

4.轴位 DWI

（1）扫描范围：同轴位 T_2W TSE扫描范围。

（2）分辨率：层面内像素小于或等于2.3 mm×2.3 mm，层厚4 mm，间隔0.4 mm。

b值选择：低b值选择0或者50均可，高b值建议选择800~1000。

（3）ADC图：使用2个及以上b值自动重建ADC图，以消除 T_2 穿透效应。

信噪比：足够的信噪比对于病变的检出至关重要，但随着b值的升高信噪比降低，b值为800~1000时建议激励次数大于或等于8；如使用更高b值应适当增加激励次数以保证足够的信噪比。

（4）伪影控制：图像无明显伪影及变形，如因直肠内的空气和粪便导致图像变形，可暂停检查待患者排空直肠后再行检查。

5.轴位 T_1W TSE

（1）扫描范围：同轴位 T_2W TSE的扫描范围。

（2）对比度：有效 TE 选择最小，调整其他参数，使其小于或等于 12 ms，TR 时间小于 600 ms，最佳状态为 400~500 ms 之间。为保证 T_1 权重，回波链长度应小于或等于 3。

（3）分辨率：层面内像素小于或等于 0.8 mm×0.6 mm，层厚 4 mm，间隔 0.4 mm。

（4）信噪比：建议使用多次激励保证图像信噪比，激励次数应大于或等于 2。

（5）伪影控制：设置相位编码方向为左右，使呼吸运动伪影位于左右方向；如血管搏动伪影较明显，可在头足方向施加饱和带减少血管搏动伪影的影响。

6.轴位 T_1W 3D

（1）扫描范围：同轴位 T_2W TSE 的扫描范围。

（2）对比度：翻转角 13°~15°。施加脂肪抑制，建议使用 Dixon 技术，以避免因直肠内气体造成脂肪抑制不均匀。

（3）分辨率：层面内像素小于或等于 1.4 mm×1.4 mm，层厚小于或等于 2 mm。

7.轴位 T_1W 3D 动态增强

（1）扫描范围：同轴位 T_1W 3D 的扫描范围。

（2）对比度：翻转角13°~15°。施加脂肪抑制，建议使用Dixon技术，以避免因直肠内气体造成脂肪抑制不均匀。

（3）分辨率：层面内像素小于或等于1.4 mm×1.4 mm，层厚小于或等于2 mm。时间分辨率小于或等于30 s，扫描蒙片后暂停，注射对比剂后连续扫描4~6个时相。

（4）对比剂：根据患者体重按0.1 mmol/kg计算，注射速率为1.5~2.0 mL/s。

伪影控制：设置相位编码方向为左右，使呼吸运动伪影位于左右方向；如血管搏动伪影较明显，可在头足方向施加饱和带减少血管搏动伪影的影响。

8.矢状位 T_1W 3D 延迟

（1）扫描范围：同矢状位 T_2W TSE 的扫描范围。

（2）对比度及分辨率同轴位 T_1W 3D 动态增强。

（3）伪影控制：屏气扫描以减少呼吸运动伪影；可在头足方向施加饱和带减少血管搏动伪影的影响。

9.冠状位 T_1W 3D 延迟

（1）扫描范围：同冠状位 T_2W TSE 脂肪抑制的扫描范围。

（2）对比度、分辨率及伪影控制同矢状位 T_1W 3D

BH 脂肪抑制。

10.轴位 T_1W 3D 延迟

（1）扫描范围：同轴位 T_2W TSE 的扫描范围。

（2）对比度、分辨率及伪影控制同矢状位 T_1W 3D
BH 脂肪抑制。

三、提升序列技术参数及质控要求

（一）提升序列技术参数

表2　提升序列技术参数

	名称	方位	呼吸控制	FOV (cm)	TE (ms)	层厚/间隔 (mm)	矩阵	激励次数/脂肪抑制	频率方向	带宽kHz/像素带宽Hz/pixel
1	T_2W TSE	轴位	自由	25	100~130	1/−0.5	256×256	2	A/P	450 Hz/pixel
2	小视野DWI	矢状位/冠状位	自由	24×12	Min	4/0.4	128×128	b0/50,b1000	A/P	2000 Hz/pixel

（二）提升序列质控要求

1.轴位 / 矢状位 T_2W 3D

（1）扫描方向：可以根据膀胱形态或充盈程度选择
轴位或矢状位进行采集。

（2）分辨率：各向同性扫描，建议采集体素小于或
等于 1.0 mm×1.0 mm×1.0 mm。

（3）对比度：为了保证 T_2 对比，有效 TE 建议 100~

130 ms，TR 建议大于或等于2000 ms，同时为了减少模糊效应回波链长度建议小于或等于100。

（4）伪影控制：激励次数大于或等于2，以消除自由感应衰减伪影；使用选择性射频激励脉冲，减少层面方向卷褶伪影。轴位扫描时设置相位编码方向为左右；矢状位扫描时设置相位编码方向为头足，同时在膀胱底上方的小肠处施加饱和带，减少小肠蠕动伪影的影响。

2.小视野DWI

（1）伪影质控要求与常规DWI要求一致。

（2）传统DWI激发脉冲和聚相脉冲方向相同，而小视野DWI使用两个方向分别进行激发和聚相，图像变形更小，图像质量更佳。同时因其特有的采集方式，在矢状位和冠状位采集时也能获得无变形、解剖结构清晰的DWI图像。

四、各序列观察要点及诊断要点

（一）矢状位 T_2W TSE

1.观察要点

观察膀胱充盈情况；检出膀胱肿瘤，观察膀胱肿瘤数量、位置、大小及形态；肿瘤是否伴有蒂或增厚的内层（黏膜+黏膜下层）；观察膀胱低信号肌层连续性，是否存在膀胱肌层侵犯；观察是否存在膀胱外脂肪及临近脏器侵犯。

2.诊断意义

提供清晰解剖信息；补充轴位T₂WI更好地显示膀胱底及下壁肿瘤及肌层侵犯情况；有利于显示膀胱肿瘤与后方脏器的关系；显示膀胱肿瘤与膀胱颈、尿道内口的关系。

（二）轴位 T₂W TSE

1.观察要点

观察膀胱充盈情况；检出膀胱肿瘤，观察膀胱肿瘤数量、位置、大小及形态；肿瘤是否伴有蒂或增厚的内层；观察膀胱低信号肌层连续性，是否存在膀胱肌层侵犯；观察是否存在膀胱外脂肪及临近脏器侵犯；双侧输尿管开口是否受累；观察盆腔淋巴结是否存在转移；观察盆腔骨性结构是否存在转移。

2.诊断意义

提供清晰解剖信息，膀胱影像与数据系统（vesical imaging reporting and data system，VI-RADS）中最先评价的序列，判断膀胱肿瘤 T 分期（浸润深度）及 N

分期。

（三）冠状位 T_2W TSE 脂肪抑制

1.观察要点

检出膀胱肿瘤，观察膀胱肿瘤数量、位置、大小及形态；观察肿瘤是否伴有蒂或增厚的内层；观察膀胱低信号肌层连续性，是否存在膀胱肌层侵犯；观察是否存在膀胱外脂肪及临近脏器侵犯；观察膀胱壁水肿；观察盆腔淋巴结是否存在转移；观察盆腔骨性结构是否存在转移。

2.诊断意义

补充矢状位及轴位显示膀胱肿瘤的解剖信息；更好地显示膀胱左右侧壁及周围情况；更好地显示膀胱肿瘤与双侧输尿管膀胱开口及膀胱颈、尿道内口的关系，是否合并上尿路积水；压脂 T_2WI 更好地显示膀胱壁水肿；显示双侧髂血管旁淋巴结情况。

（四）轴位 DWI

1.观察要点

检出膀胱肿瘤，观察肿瘤是否伴有蒂或增厚的内层；观察膀胱中等信号肌层连续性，是否存在膀胱肌层侵犯；膀胱外脂肪及临近脏器侵犯；观察盆腔淋巴结是否存在转移；观察盆腔骨性结构是否存在转移；测量病灶 ADC 值可用于定量分析。

2.诊断意义

膀胱肿瘤分期及 VI-RADS 中最重要的序列，肿瘤与正常膀胱对比明显，敏感检出多发膀胱肿瘤，评价肿瘤是否侵犯肌层、膀胱外脂肪或周围脏器；鉴别肿瘤与炎症及治疗后改变；检出肿瘤治疗后残留或复发；ADC 值可用于预测新辅助治疗疗效。

（五）轴位 T_1W TSE

1.观察要点

观察膀胱内是否存在出血及凝血块；观察是否存在膀胱外脂肪侵犯；盆部淋巴结及骨性结构观察。

2.诊断意义

鉴别膀胱腔内凝血块和膀胱肿瘤；评价盆腔淋巴结及骨转移。

（六）轴位 T_1W 3D

1.观察要点

观察膀胱内是否存在出血及凝血块；盆部淋巴结及骨性结构观察。

2.诊断意义

平扫序列，对于 T_1W 高信号病灶可通过与增强后 T_1W 图像剪影判断其强化情况；鉴别膀胱腔内凝血块和膀胱肿瘤；评价盆腔淋巴结及骨转移。

（七）轴位 T_1W+C 动态增强

1.观察要点

膀胱肿瘤（早期强化）数量、位置、大小及形态，肿瘤是否伴有蒂或增厚的内层（早期强化）；膀胱低信号肌层连续性（早期不强化），是否存在肌层侵犯（肌层内出现早期强化）；膀胱外脂肪及临近脏器肿瘤侵犯；肿瘤与盆腔血管关系；观察盆腔淋巴结是否存在转移；观察盆腔骨性结构是否存在转移；评价肿瘤灌注情况。

2.诊断意义

VI-RADS中最后评价的序列，补充DWI序列进行膀胱肌层浸润的判断，尤其是当DWI图像质量欠佳时。膀胱肿瘤及膀胱内层早期强化，膀胱肌层早期不强化，增强早期可用于判断膀胱肿瘤是否存在肌层侵犯；反映肿瘤血供及灌注特点，可进行灌注半定量分析，评价疗效。

（八）轴位、矢状位、冠状位 T₁W 3D 延迟

1.观察要点

多方位观察膀胱肿瘤与周围结构关系；观察异常强化的盆腔淋巴结；观察异常强化的骨病灶；膀胱病灶治疗后纤维化（延迟强化）。

2.诊断意义

观察膀胱肿瘤与周围结构的关系，检出异常强化的盆腔淋巴结转移或骨转移。

（九）轴位/矢状位 T₂W 3D TSE

1.观察要点

观察要点同 2D T₂W 序列，提供清晰解剖信息；通过 MPR 重建显示膀胱肿瘤与膀胱壁交界面的垂直切线层面，观察膀胱肿瘤浸润深度。

2.诊断意义

各向同性等体素扫描可任意角度重建观察肿瘤及其与周围结构关系，重建膀胱肿瘤与膀胱壁交界面的垂体切线位，更清晰观察肿瘤浸润深度，进行准确 T 分期。

（十）小视野 DWI

1.观察要点

可进行矢状位或冠状位扫描，补充轴位 DWI，观察

膀胱底及下壁肿瘤与膀胱肌层的关系，肌层信号是否连续，是否存在肌层侵犯，是否存在膀胱周围侵犯。

2．诊断意义

小视野、高分辨率DWI成像，降低图像变形，更清晰显示肿瘤边界，进行准确分期。

第十六章

前列腺肿瘤

一、MR检查方法与操作流程

（一）技术特点

磁共振成像具较高的软组织分辨力和不同组织的多种信号特征，使之成为目前最好的前列腺癌局部分期的影像检查技术，对前列腺癌的诊断、分期及随访有着重要作用。前列腺影像报告和数据系统（PI-RADS）作为前列腺MR技术规范、诊断标准的重要指南，也在日常临床工作中得到广泛应用。

但磁共振检查禁忌证相对较多（如体内有金属植入物、幽闭恐惧症等）。为清晰显示前列腺的细微结构，所用序列大多采用高分辨率、薄层扫描，检查时间较长、噪声大，同时要求扫描时患者身体必须保持静止，对患者耐受性有一定的要求。

（二）注意事项

（1）检查前一天服缓泻剂、进食少渣饮食，避免直肠内容物影响检查。

（2）增强检查需禁食 4~6 h。检查前行血清肌酐检查，若 eGFR<30 mL/min/1.73 m^2，尽量避免行MR增强。

（3）膀胱过度充盈可能产生蠕动增加运动伪影，建议检查前排空膀胱。

（4）检查前叮嘱患者不要有提肛动作，保持身体静止，避免运动伪影。

（5）肠道生理性蠕动可能会造成图像伪影，影响前列腺观察。但考虑到可能发生的药物不良反应，多数情况下无须注射解痉药。确需注射时，须对患者进行充分评估，避免不良反应的发生，并做好相应救治措施的准备。

（6）前列腺穿刺活检会造成局部出血和炎症，因此活检后应间隔至少6周时间再行MR检查。

（三）适应证

前列腺病变检出与定性；前列腺癌分期；前列腺癌治疗后复查、疗效评价；前列腺癌长期随访。

二、基础序列技术参数及质控要求

（一）基础序列关键技术参数

表1　基础序列关键技术参数

	名称	方位	呼吸控制	FOV（cm）	TE（ms）	层厚/间隔（mm）	矩阵	激励次数/脂肪抑制	频率方向	带宽kHz/像素带宽Hz/pixel
1	定位扫描	三平面	自由	40	按照默认参数扫描					
2	T_1W 3D	矢状位	屏气	36	Min	3 / −1.5	320×195	1 / Dixon	H/F	600 Hz/pixel
3	T_1W 3D	轴位	屏气	36	Min	3.6 / −1.8	320×195	1 / Dixon	R/L	600 Hz/pixel

名称	方位	呼吸控制	FOV(cm)	TE(ms)	层厚/间隔(mm)	矩阵	激励次数/脂肪抑制	频率方向	带宽kHz/像素带宽Hz/pixel
4 DWI	轴位	自由	36	Min	7 / 1.5	144×78	50,1000	R/L	2314 Hz/pixel
5 T_2W TSE	轴位	自由	20	105	3 / 0	320×240 内插	3	A/P	200 Hz/pixel
6 T_1W TSE	轴位	自由	20	Min	3 / 0	320×240 内插	2	A/P	170 Hz/pixel
7 DWI	轴位	自由	20	Min	4 / 0	90×90	50,1400	R/L	1736 Hz/pixel
8 T_2W TSE	冠状位	自由	30	120	4 / 0	384×307	2 / SPAIR	A/P	200 Hz/pixel
9 T_1W Dyn	轴位	自由	38	Min	3 / −1.5	320×182	1 / Dixon	R/L	1040 Hz/pixel

（二）基础序列质控要求

1.矢状位 T_1W 3D BH（屏气）

（1）扫描范围：扫描野上缘包括第1腰椎上缘，下缘至盆底水平，前后包括人体解剖结构；调整扫描层数至包括两侧的骶髂关节。

（2）对比度：脂肪抑制推荐使用Dixon技术，可以同时得到同反相位图像和脂肪抑制图像。

（3）伪影控制：屏气扫描可以显著减弱呼吸运动伪影；如血管搏动伪影较重可添加头足方向饱和带。

2.轴位 T_1W 3D BH（屏气）

（1）扫描范围：调整扫描层数，上缘至腹主动脉分叉水平，下缘至盆底水平；调整扫描野位置，使人体结构位于扫描野中心。

（2）对比度：脂肪抑制推荐使用 Dixon 技术，可以同时得到同反相位图像和脂肪抑制图像。

（3）伪影控制：屏气扫描可以显著减弱呼吸运动伪影；如血管搏动伪影较重可添加头足方向饱和带。

3.轴位 DWI（大 FOV）

（1）扫描范围：同轴位 T_1W 3D 扫描范围。

（2）b 值选择：低 b 值选择 0 或者 50 均可；高 b 值选择 800 或者 1000 均可。如果对 ADC 图像质量要求较高，建议选择 50，800；如希望自由水抑制更彻底，高 b 值可以选择 1200。

（3）ADC 图：使用 2 个及以上 b 值计算得到 ADC 图，以消除 T_2 穿透效应，同时测量病变的 ADC 值对良恶性组织进行鉴别。

（4）伪影控制：图像无明显伪影及变形，如因直肠内的空气和粪便导致图像变形，可暂停检查待患者排空直肠后再行检查。

4.轴位 T_2W TSE

（1）扫描范围：包括全精囊腺及前列腺；调整扫描野位置，使前列腺位于扫描野中心。

（2）对比度：有效 TE 为 100~130 ms，相位回聚脉冲角度大于或等于130°。

（3）分辨率：层面内像素小于或等于0.7 mm×0.4 mm，层厚3 mm，间隔0 mm。为避免模糊效应，回波链长度不宜过大（ETL<20）。

（4）信噪比：充足的信号强度是图像质量的关键，因本序列为高分辨率扫描，必须使用多次激发保证信噪比，激励次数应大于或等于4。

（5）伪影控制：设置相位编码方向为左右，使呼吸运动伪影位于左右方向。如因直肠内气体和粪便造成蠕动增多，可暂停检查，待患者排空直肠后再行检查。

5.轴位 T_1W TSE

（1）扫描范围：复制轴位 T_2W TSE扫描范围。

（2）对比度：有效 TE 小于或等于 12 ms，相位回聚脉冲角度大于或等于150°。为保证 T_1 权重，回波链长度应小于或等于4。

（3）分辨率：层面内像素小于或等于0.8 mm×0.6 mm，

层厚3 mm，间隔0 mm。

（4）信噪比：充足的信号强度是图像质量的关键，因本序列为高分辨率扫描，必须使用多次激发保证信噪比，激励次数应大于或等于3。

（5）伪影控制：设置相位编码方向为左右，使呼吸运动伪影位于左右方向。如因直肠内气体和粪便造成蠕动增多，可暂停检查待患者排空直肠后再行检查。

6.轴位DWI（小FOV）

（1）扫描范围：同轴位 T_2W TSE扫描范围。

（2）分辨率：层面内像素小于或等于2.5 mm×2.5 mm，层厚小于等于4 mm，间隔0 mm。

b值选择：低b值选择0或者50均可；高b值应大于或等于1400，b值1400时病变组织与正常前列腺的对比较好，更有利于病变的检出。高b值图像可以是直接扫描得到的图像，也可以通过稍低b值图像经过拟合计算得到，目前临床工作中多使用直接扫描高b值的方法。

（3）ADC图：使用2个及以上b值计算得到ADC图，以消除 T_2 穿透效应，同时测量病变的ADC值对良恶性组织进行鉴别。

（4）信噪比：高b值DWI是前列腺MR检查的关键

序列，足够的信噪比对病变的检出至关重要，但随着b值的升高信噪比降低，建议激励次数大于或等于10，以保证足够的信噪比。

（5）伪影控制：图像无明显伪影及变形，如因直肠内的空气和粪便导致图像变形，可暂停检查，待患者排空直肠后再行检查。

7.冠状位 T_2W TSE 脂肪抑制

（1）扫描范围：扫描野上缘至第4腰椎上缘，下缘至盆底水平，前后包括全前列腺及精囊腺，调整扫描野位置，使人体结构位于扫描野中心。

（2）对比度：有效 TE 为 100~130 ms，相位回聚脉冲角度大于或等于130°。施加脂肪抑制可以在观察前列腺的同时显示盆腔淋巴结情况。

（3）分辨率：层面内像素小于或等于0.9 mm×0.8 mm，层厚小于或等于4 mm，间隔0 mm。

伪影控制：如出现脂肪抑制不均匀的情况，可以更换为 Dixon 技术或 STIR 序列，推荐使用 Dixon 序技术、一次扫描可以同时获得同反相位图像与脂肪抑制图像。

8.轴位 T_1W 3D 动态增强

（1）扫描范围：同轴位 DWI 扫描范围。

（2）对比度：翻转角建议9°~12°。

（3）分辨率：层面内像素应小于或等于2 mm×1.2 mm，层厚小于或等于3 mm。时间分辨率小于或等于15 s，总扫描时间大于或等于2 min。

（4）对比剂：根据患者体重按0.1 mmol/kg计算，注射速率为2~3 mL/s。扫描蒙片后暂停，注射对比剂后连续扫描至少8个时相。

三、提升序列技术参数及质控要求

（一）轴位T₂W 3D

（1）分辨率：各向同性扫描，建议采集体素小于或等于0.9 mm×0.9 mm×0.9 mm。

（2）对比度：有效TE为100~130 ms，TR为1800~2500 ms，为了减少模糊效应回波链长度建议小于或等于100。

（3）伪影控制：激励次数大于或等于2，以消除自由感应衰减伪影；使用选择性射频激励脉冲，减少层面方向卷褶伪影。设置相位编码方向为左右，使呼吸运动伪影位于左右方向。

（二）磁共振波谱（MRS）

（1）技术特点：MRS能够无创性检测前列腺组织的

生化代谢改变及进行化合物定量分析，可提供早期诊断和鉴别诊断的信息，同时提供前列腺癌的恶性程度及侵袭性的相关信息。

（2）扫描范围：包括整个前列腺组织，并调整扫描野周围预设的饱和带，使其在不影响前列腺组织的情况下尽可能多地饱和周围组织。

（3）伪影控制：前列腺MRS采用化学位移成像方法，对磁场均匀性要求较高，如患者直肠内气体和粪便较多，可能会影响测量数值的准确性。MRS对信噪比有一定要求，信噪比较低时无法在谱线上准确分辨枸橼酸盐、胆碱及肌酸，同样会造成数据测量不准确。前列腺穿刺活检后，穿刺局部出血会造成含铁血黄色沉积，影响MRS数值的准确性，如需进行MRS扫描建议安排在穿刺活检前或穿刺活检至少2个月后。放射治疗粒子也会影响MRS的准确性，因此粒子植入后不建议行MRS扫描。

（三）小视野DWI（Focus、ZOOMit、iZOOM、MicroView）

（1）扫描范围及伪影质控要求与常规DWI要求一致。

（2）传统DWI激发脉冲和聚相脉冲方向相同，而小视野DWI使用两个方向分别进行激发和聚相，图像变形更小、图像质量更佳。同时因其特有的采集方式，在矢状位和冠状位采集时也能获得无变形、解剖结构清晰的DWI图像。

（四）体素内不相干运动（IVIM）

（1）扫描范围及伪影质控要求与常规DWI要求一致。

（2）b值选择：目前针对前列腺IVIM的相关研究并未对b值选择达成一致，需根据不同设备的性能进行匹配。笔者建议b值组合如下：0（1），50（1），100（1），150（1），200（1），400（2），800（3），1000（4），1500（6），2000（8）。

四、各序列观察要点及诊断意义

（一）矢状位 T_1W 3D BH

1.观察要点

图像无明显伪影。腰骶椎骨质结构清晰。

2.诊断意义

观察腰骶椎骨转移。

（二）轴位 T$_1$W 3D BH

1.观察要点

图像无明显伪影。图像内组织结构清晰显示。

2.诊断意义

观察骨盆骨转移灶、盆腔及双侧腹股沟淋巴结转移。

（三）轴位 DWI（大 FOV）

1.观察要点

图像无变形，无伪影，高 b 值图像有足够信噪比。

2.诊断意义

观察骨转移灶。

（四）轴位 T$_2$W TSE

1.观察要点

图像无明显伪影。图像内组织结构清晰显示。前列腺各区及包膜显示清晰，前列腺病灶与包膜关系显示清晰。

2.诊断意义

前列腺癌灶的检出、前列腺癌灶的分期（包括是否累及前列腺包膜、神经血管束、精囊腺、膀胱、直肠、尿道外括约肌、盆壁等）、盆腔及腹股沟淋巴结的转移、盆腔骨转移灶。

（五）轴位 T₁W TSE

1.观察要点

图像无明显伪影。图像内组织结构清晰显示。

2.诊断意义

鉴别含蛋白或者出血的病理改变。

（六）轴位 DWI（小 FOV）

1.观察要点

图像无变形，无伪影，高 b 值图像有足够信噪比。

2.诊断意义

前列腺癌灶的检出、疗效评估、局部复发评价、盆腔骨转移灶。

（七）冠状 T₂W TSE 脂肪抑制

1.观察要点

图像无明显伪影。图像内组织结构清晰显示。

2.诊断意义

前列腺癌灶与周围结构的关系、腹膜后及盆腔淋巴结转移、腰骶椎及盆腔骨质转移。

（八）轴位 T₁W 3D 动态增强

1.观察要点

图像无明显伪影。图像内组织结构清晰显示。脂肪抑制均匀无水脂计算错误。

2.诊断意义

前列腺病灶的强化曲线特点，尤其是出现早期强化来进行前列腺癌灶的识别。

（九）轴位 T$_2$W 3D

1.观察要点

图像无明显伪影。图像内组织结构清晰显示。

2.诊断意义

前列腺癌灶与包膜的关系、前列腺癌灶对周围组织结构的侵犯（精囊、神经血管束、膀胱、直肠、尿道外括约肌、盆壁）。

（十）MRS

1.观察要点

图像无变形、无伪影。

2.诊断意义

前列腺病灶性质的判定。

（十一）小视野 DWI（Focus、ZOOMit、iZOOM、MicroView）

1.观察要点

图像无变形、无伪影、信噪比足够。

2.诊断意义

小视野高分辨率DWI成像，精细显示肿瘤内部活性。包括前列腺癌灶的检出、疗效评估、局部复发评价。

（十二）体素内不相干运动（IVIM）

1.观察要点

图像无变形、无伪影、信噪比足够。

2.诊断意义

功能成像方法，兼顾DWI评价肿瘤活性的优势，同时可评价肿瘤毛细血管灌注。

四肢骨肿瘤

一、MR检查方法与操作流程

（一）技术特点

四肢骨与软组织肿瘤MR扫描要求影像学图像能够清晰显示扫描部位的解剖结构，肿瘤与正常组织对比明显，且能清晰显示肿瘤与邻近组织关系。MRI具有较高的软组织对比度，1.5 T、3.0 T多通道线圈均能提供较充足的信噪比及空间分辨率。

在骨与软组织肿瘤MR成像中，髓腔、骨外软组织间富含脂肪，在脂肪映衬下，肿瘤的定位、肿瘤内部成分、肿瘤边缘、与神经、血管的关系均能清晰显示。扫描方案须含T_1WI、T_2WI非脂肪抑制序列，特别包含长轴的T_1WI非脂肪抑制序列。

脂肪抑制序列在发现病灶、显示瘤周水肿等方面具有优势。在四肢骨与软组织肿瘤MR扫描中，常用的脂肪抑制方式有：SPAIR、STIR、DIXON。正确选择脂肪抑制方式对于四肢骨肿瘤MRI脂肪抑制效果至关重要。对于摆位等中心（扫描部位位于线圈中心与磁体中心）、小FOV、组织磁化率相对均匀的情况，推荐使用SPAIR进行脂肪抑制，可在较短扫描时间内得到高信噪比且脂肪抑制效果均匀的图像。但是在骨肿瘤患者MR扫描中，经常会遇到摆位偏中心、大FOV、体内有金属植入物或磁化率差异较大的情况，此时推荐使用STIR或DIXON。STIR对于B_0和B_1场的均匀性均不敏感，可在低场MRI扫描机上使用。在磁场不均匀情况下，脂肪抑制效果均匀，缺点是信噪比较差。此外，由于STIR是非选择性脂肪抑制，可造成与脂肪组织T_1值相近组织的信号同时被抑制，因此一般建议冠状位或矢状位扫描使用STIR进行脂肪抑制时，在横轴位扫描时使用其他的脂肪抑制技术。DIXON脂肪抑制方式同样对B_0和B_1场的均匀性均不敏感，可在进行偏中心、大FOV或有金属植入物扫描时使用，相比STIR技术，其图像信噪比得到提升，缺点是扫描时间长，对运动敏感而易出现运动伪影，在信噪差、偏中心结构、局部有金属异物、双下肢扫描的时候易出现水、脂像计算错误的情况。

为显示肿瘤范围与邻近组织结构的关系，必须保证扫描图像具有足够分辨率，轴位扫描体素应小于或等于0.6 mm×0.6 mm×4 mm。体素计算公式为扫描视野/频率编码×扫描视野/相位编码×层厚。

扫描时间长、不能够清晰显示骨改变或骨内高密度成分均是MR扫描的不足之处。

解剖部位不同，扫描体位、线圈选择、序列参数等均有不同。上肢至少应分为肩关节区、肱骨、肘关节区、前臂区、腕关节区、掌骨区、手指等；下肢至少应分为骨盆区、髋关节区、股骨、膝关节区、胫腓骨、踝关节区、中足区、足趾等。限于篇幅，在此仅提供肩关节、肘关节、腕关节、髋关节、膝关节、踝关节等6大关节区域的扫描技术要求供参考（已包括了绝大多数四肢骨肿瘤的发生部位）。对发生于长骨骨干的肿瘤，在其扫描设计中，至少应包含邻近一侧的关节。

（二）适应证

（1）疾病诊断、穿刺活检定位、确定肿瘤范围以制定治疗方案。

（2）恶性骨肿瘤患者化疗后，需要疗效评估。

（3）具有恶变潜能的良性骨肿瘤随访。

（4）骨肿瘤患者术后怀疑复发。

二、各序列观察要点及诊断要点

（一）SAG/COR T$_2$ TSE SPAIR/STIR/DIXON

1.观察要点

图像无明显运动伪影，图像内组织结构清晰显示。

2.诊断意义

发现微小病灶；显示肿瘤整体范围，显示瘤周水肿；观察肿瘤边缘情况：是否存在边缘硬化，是否存在"尾征"等；观察骨膜反应类型；观察病灶与血管、神经的关系；为横轴位各序列扫描调整定位提供参考。

（二）SAG/COR T_1 FSE

1.观察要点

图像无明显运动伪影。图像内组织结构清晰显示。

2.诊断意义

明确肿瘤范围，测量肿瘤与骺板、关节软骨等结构的距离，可为手术切除范围、术式选择提供参考。观察肿瘤对骨质的破坏方式。并可用以鉴别肿瘤病灶与红骨髓、肿瘤病灶与脓肿等。

（三）TRA T_2 SPAIR

1.观察要点

图像无明显运动伪影、血管搏动伪影。图像内结构显示清晰。

2.诊断意义

结合 T_1 TSE、T_2 TSE图像，判断病灶内是否含有脂肪成分；结合 T_2 TSE图像，有助于判断病灶内部是否存在实性成分、含铁血黄素沉积等。显示瘤周水肿范围。观察病灶与重要血管的关系，观察周围淋巴结肿大情况。

（四）TRA T₂ FSE

1.观察要点

图像无明显运动伪影。图像内结构显示清晰。

2.诊断意义

判断病灶内部成分；观察病灶边缘硬化情况；评价病灶与神经的关系。

（五）TRA T₁ FSE

1.观察要点

图像无明显运动伪影。图像内结构显示清晰。

2.诊断意义

评估病灶范围；判断病灶内部是否存在脂肪、出血等；评价病灶与神经的关系。

（六）TRA T₁+C 3D VIBE DYN

1.观察要点

图像无变形，信噪比足够，脂肪抑制均匀，无水脂计算错误。

2.诊断意义

判断病变内部是否存在实性成分，对于肿瘤鉴别诊断、术后复发均有重要意义；得到定量参数及半定量参数，对于肿瘤鉴别诊断、疗效评估有一定价值。

（七）SAG/COR T$_1$+C DIXON

1.观察要点

图像无变形，信噪比足够，脂肪抑制均匀，无水脂计算错误。

2.诊断意义

评估肿瘤范围；判断病变内部是否存在实性成分，对于肿瘤鉴别诊断、穿刺活检、术后复发均有重要意义。

（八）TRA DWI

1.观察要点

图像无变形，无伪影，高 b 值图像有足够信噪比。

2.诊断意义

诊断小圆细胞肿瘤、病理性骨折有一定价值；评价新辅助化疗效果。

（九）SAG/COR T$_2$ FL2d（GRE）

1.观察要点

图像无明显伪影。

2.诊断意义

辅助诊断腱鞘滑膜巨细胞瘤，及判断肿瘤累及范围。

（十）T$_2$ SEMAC（西门子，去金属伪影序列）

1.观察要点

图像无明显运动伪影。

2.诊断意义

在术后成像中，可以较准确显示病变，有助于判断病灶是否复发。

三、肩关节周围肿瘤

（一）注意事项

1.摆位

身体与床板方向一致，使检查侧与线圈中心、磁体中心一致，尽量做到等中心摆位。用软垫垫高手臂以达肩关节水平，放松体位，鼓励均匀腹式呼吸。

2.线圈

根据肿瘤位置、大小选择肩关节专用线圈、柔性线圈U型包裹或腹部线圈覆盖。

3.序列选择

选择适合的脂肪抑制序列，选用原则见上述；T$_2$脂肪抑制序列不可替代T$_2$ FSE序列；当怀疑为腱鞘滑膜巨细胞瘤时，建议增加扫描梯度回波序列。

（二）基础序列技术参数及质控要求

1.基础序列关键技术参数

表1　基础序列关键技术参数

	名称	方位	FOV (mm)	TE (ms)	层厚/ 间隔 (mm)	矩阵	激发 次数	脂肪 抑制	相位 方向	回波链	像素带 宽 Hz/ pixel
1	Localizer	TRA	按照默认参数扫描								
2	Localizer	3PL	—								
3	T₂ TSE STIR	SAG/COR	240×240	84	4/0.8	320×240	2	STIR	HF	14	31/178
4	T₁ TSE	SAG/COR	240×240	Min	4/0.8	32×240	2	/	HF	3	31/221
5	T₂ TSE SPAIR	TRA	170×170	78	4/0.4	256×192	4	SPAIR	AP	10	31/287
6	T₂ TSE	TRA	170×170	92	4/0.4	256×192	2		AP	19	40/313
7	T₁ TSE	TRA	170×170	Min	4/0.4	256×230	2		AP	3	21/170
8	T₁ VIBE 3D Dyn +C	TRA	240×240	2.46, 3.69	1.6	320×224	1	DIXON	AP	/	62/390
9	T₁ TSE DIXON	SAG/COR	240×240	Min	4/0.4	320×240	1	DIXON	HF	3	78/488

2.基础序列质控要求

（1）Localizer 3PL

扫描方向：基于localizer TRA确定肩关节最大层面，在此层面进行三平面定位：SAG：垂直肩关节后背软组织。COR：平行肩关节后背软组织。

（2）SAG/COR T₂ TSE STIR

1）扫描方向：依据肿瘤位置选择适宜的长轴扫描，

一般对肱骨近端、骨性关节盂肿瘤采用COR位扫描，对肩胛骨体肿瘤则采用SAG位扫描。SAG：基于localizer 3PL，在TRA位上垂直肩关节后背软组织；在COR位上平行于肱骨。COR：基于localizer 3PL，在TRA位上平行肩关节后背软组织；在SAG位上平行于肱骨或肩胛骨长轴。

2）扫描范围：FOV覆盖全部肿瘤范围并带全肩关节/肩胛骨。

3）对比度：有效TE为79~80 ms，相位回聚脉冲角度为150°。

4）清晰度：层面内体素为0.8 mm×0.8 mm×（4~6）mm，间隔10%；中等回波链10~20，带宽为178 Hz/pixel。完全覆盖肿瘤需要增大FOV，但要注意保持原体素不变。

5）信噪比：可以通过增加激励次数、过采样等参数增加信噪比。

6）伪影控制：相位编码方向于HF方向，增加HF方向相位过采样，防止卷褶伪影。在扫描侧的胸腔内添加饱和带以减少呼吸伪影。

（3）SAG/COR T_1 TSE

1）扫描方向：复制 SAG/COR T_2 TSE STIR 扫描方向。

2）扫描范围：复制 SAG/COR T_2 TSE STIR 扫描范围。

3）对比度：有效 TE 设置为最小，相位回聚脉冲角度为 150°。

4）清晰度：层面内体素小于 0.6 mm×0.6 mm×（4~6）mm，间隔 10%。回波链小于 3，带宽 221 Hz/pixel。

5）伪影控制：增加 HF 方向相位过采样，防止卷褶伪影。可去除饱和带以缩短扫描时间。

（4）TRA T_2 TSE SPAIR

1）扫描方向：基于 SAG T_2 TSE STIR 图像，垂直于肱骨或肩胛骨长轴；或基于 COR T_2 TSE SPAIR 图像，垂直于盂肱关节。

2）扫描范围：覆盖全部肿瘤范围。

3）对比度：有效 TE 为 70~80 ms，相位回聚脉冲角度为 150°。

4）清晰度：层面内体素小于 0.7 mm×0.7 mm×（4~6）mm，间隔 10%~30%。中等回波链 10~20，带宽 287 Hz/pixel。

5）信噪比：厚层扫描致信号溢出时，可通过减少激励次数、降低过采样、增大扫描矩阵、增大带宽等降低信噪比。

6）伪影控制：相位编码方向为AP、在扫描侧的胸腔内添加饱和带以减少呼吸伪影与血管搏动伪影。

（5）TRA T_2 TSE

1）扫描方向：复制TRA T_2 TSE SPAIR扫描方向。

2）扫描范围：复制TRA T_2 TSE SPAIR扫描范围。

3）对比度：有效TE为80~100 ms，相位回聚脉冲角度为150°。

4）清晰度：层面内体素小于0.7 mm×0.7 mm×（4~6）mm，间隔10%~30%。中等回波链12~20，带宽313 Hz/pixel。

5）信噪比：当厚层扫描导致信号溢出时，可通过减少激励次数、降低过采样、增大扫描矩阵、增大带宽等降低信噪比。

6）伪影控制：相位编码方向为AP，在扫描侧的胸腔内添加饱和带以减少呼吸伪影。

（6）TRA T_1 TSE

1）扫描方向：复制TRA T_2 TSE SPAIR扫描方向。

2）扫描范围：复制TRA T^2 TSE SPAIR扫描范围。

3）对比度：有效TE为最小TE，相位回聚脉冲角度为150°。

4）清晰度：层面内体素小于0.7 mm×0.7 mm×（4~6）mm，间隔10%~30%。回波链小于3，带宽170 Hz/pixel。

（7）TRA T_1 VIBE 3D Dyn+C

1）扫描方向：复制平扫TRA扫描方向。

2）扫描范围：复制平扫TRA扫描范围，覆盖肿瘤及瘤周水肿范围。

3）扫描方法：共扫描10个时相，每个时相时间分辨率为18~24 s，蒙片扫描完成后暂停，注射对比剂，注射剂量为0.1 mmol/kg，注射速度为2 mL/s，20mL盐水以同样注射速度冲管，注药后0 s开始，连续扫描9个时相。

4）对比度：激发角度为12度，TR与TE均使用系统给定最小值。

5）清晰度：层面内体素0.4 mm×0.4 mm×1.6 mm，无间隔。带宽390 Hz/pixel。

（8）SAG/COR T_1 TSE DIXON+C

1）扫描方向：复制SAG/COR T_2 TSE STIR扫描方向。

2）扫描范围：复制SAG/COR T_2 TSE STIR扫描范围。

3）扫描方法：动态扫描完成后直接进行扫描。

4）对比度：TR值400~600 ms，TE值MIN，相位回聚脉冲角度为150°。

5）清晰度：层面内体素0.8 mm×0.8 mm×4mm，间隔10%~30%。

（三）提升序列技术参数及质控要求

1.提升序列关键技术参数

表2　提升序列关键技术参数

	名称	方位	FOV (mm)	TE (ms)	层厚/间隔 (mm)	矩阵	激发次数	脂肪抑制	相位方向	回波链	像素带宽Hz/pixel
1	T_2 TSE DIXON	SAG/COR	160×160	79	3/0.3	320×224	1	DIXON	HF	9	31/191
2	T_2 TSE BLADE STIR	TRA	160×160	69	4/0.4	256×230	1	STIR	AP	15	37/287
3	DWI	TRA	300×260	Min	4/1	164×164	50,800 (b值)	AP	AP	104	2560/1800

2.提升序列质控要求

（1）SAG/COR T_2 TSE DIXON

1）扫描方向：复制SAG/COR T_2 TSE STIR扫描方向。

2）扫描范围：复制SAG/COR T_2 TSE STIR扫描范围。

3）对比度：TR为2500 ms，有效TE设置为70~80 ms，相位回聚脉冲角度为150°。

4）清晰度：层面内体素小于 0.5 mm×0.5 mm×（3~4）mm，间隔 10%；中等回波链小于 20，带宽 191 Hz/pixel。

5）伪影控制：同 SAG/COR T_2 TSE STIR。

（2）TRA T_2 TSE BLADE STIR

1）扫描方向：复制 TRA T_2 TSE SPAIR 扫描方向。

2）扫描范围：复制 TRA T_2 TSE SPAIR 扫描范围。

3）对比度：有效 TE 为 69 ms，相位回聚脉冲角度 110°。

4）清晰度：层面内体素小于 0.625 mm×0.625 mm×4 mm，间隔 10%。回波链小于 20，带宽 287 Hz/pixel。

5）伪影控制：BLADE 技术可有效减轻运动伪影，但由于相位编码方向是旋转的，需要增加过采样以避免卷褶伪影。同时需要注意 BLADE 技术的运动伪影为放射状，应予以鉴别。

（3）TRA DWI

1）扫描范围：复制 TRA T_2 FSE 扫描范围。

2）b 值选择：选择 0，50，800。

3）信噪比：为保证充足的信号强度，FOV 设定 380~300 mm，层厚 4 mm。

四、肘关节周围肿瘤

（一）注意事项

1.体位

俯卧超人位，被检侧手臂上举，尽量靠近磁体中心并放置于线圈中心，使用软垫抬高前臂与肘关节在同一水平，尽量掌心朝上或朝内侧并用沙袋固定，肩部用三角垫支撑，保证患者体位舒适，另侧手臂置于体侧。如患臂不能上举，则采用仰卧位，身体与床板方向一致，使检查侧尽量靠近磁体中心并放置于线圈中心，检查侧的前臂放置于U型垫内，上臂与躯干用沙袋隔开以避免呼吸传导，掌心朝上或朝向身体并用沙袋固定，上臂保持放松状态。病变较小用油性标记物做体表定位。

2.线圈

俯卧位时，可采用膝关节线圈，柔性线圈；仰卧位时，可采用柔性线圈U型包裹、肩关节专用线圈，如病变范围较大，使用躯体线圈。

3.序列选择

选择适合的脂肪抑制序列，选用原则见上述；T_2脂肪抑制序列不可替代T_2 FSE序列；当怀疑为腱鞘滑膜巨细胞瘤时，建议增加扫描梯度回波序列。

（二）基础序列技术参数及质控要求

1.基础序列关键技术参数

表3　基础序列关键技术参数

	名称	方位	FOV (mm)	TE (ms)	层厚/间隔 (mm)	矩阵	激发次数	脂肪抑制	相位方向	回波链	总带宽/像素带宽 Hz/pixel
1	Localizer	TRA	按照默认参数扫描								
2	Localizer	3PL	—								
3	T₂ TSE SPAIR	SAG/COR	120×120	80	3/0.3	320×240	2	SPAIR	HF	10	45/279
4	T₁ TSE	SAG/COR	120×120	Min	3/0.3	320×240	2	—	HF	3	43/271
5	T₂ TSE STIR	TRA	120×120	78	3/0.3	256×230	4	STIR	AP	15	37/287
6	T₂ TSE	TRA	120×120	82	3/0.3	256×230	3	—	AP	12	26/206
7	T₁ TSE	TRA	120×120	Min	3/0.3	256×230	2	—	AP	3	22/170
8	T₁ VIBE 3D Dyn+C	TRA	150×150	2.46, 3.69	1.6	320×224	1	DIXON 内插	AP	—	64/400
9	T₁ TSE DIXON	SAG/COR	140×140	Min	3/0.3	256×230	1	DIXON	HF	3	62488

2.基础序列质控要求

（1）Localizer 3PL

扫描方向：基于localizer TRA图像确定肱骨内外上髁层面，并进行三平面定位：SAG：垂直于肱骨远端内外上髁连线。COR：平行于肱骨远端内外上髁连线。

（2）SAG/COR T₂ TSE SPAIR

1）扫描方向：依据肿瘤位置选择适宜的长轴扫描，

一般选择SAG位，若肿瘤偏于一侧且膨胀性生长，选择COR位。SAG：基于localizer 3PL，在TRA位上垂直于肱骨远端内外上髁连线；在COR位上平行于肱骨长轴。COR：基于localizer 3PL，在TRA位上平行于肱骨远端内外上髁连线；在SAG位上平行于肱骨长轴。

2）扫描范围：FOV覆盖全部肿瘤范围并包含肘关节。

3）对比度：有效TE为70~80 ms，相位回聚脉冲角度为150°。

4）清晰度：层面内体素为0.5 mm×0.5 mm×（3~4）mm，间隔10%~30%；中等回波链10~20，带宽279 Hz/pixel。

5）信噪比：俯卧位时，采用SPAIR脂肪抑制，图像信噪比高且扫描时间短。仰卧位偏中心时，采用DIXON/STIR方式进行脂肪抑制，效果均匀，可以通过增加激励次数、过采样等参数增加信噪比。

6）伪影控制：俯卧超人位时，相位编码方向为AP或者RL，可选择矩形FOV，缩短扫描时间。在FOV的HF方向施加空间饱和脉冲，减轻血管搏动伪影。仰卧位时，相位编码方向为FH，增加HF方向相位过采样，防止卷褶伪影。手臂与胸腹壁之间用沙袋隔开，可有效防止呼吸运动传导，避免呼吸伪影。

（3）SAG/COR T_1 TSE

1）扫描方向：复制SAG/COR T_2 TSE SPAIR扫描方向。

2）扫描范围：复制SAG/COR T_2 TSE SPAIR扫描范围。

3）对比度：有效TE设置为最小，相位回聚脉冲角度为150°。

4）清晰度：层面内体素小于0.5 mm×0.5 mm×（3~4）mm，间隔10%~30%。回波链小于3，带宽271 Hz/pixel。

（4）TRA T_2 TSE SPAIR / STIR（俯卧位时，采用SPAIR脂肪抑制；仰卧-偏中心时，采用DIXON/STIR脂肪抑制）

1）扫描方向：基于localizer 3PL在COR、SAG方向上垂直于肱骨长轴。

2）扫描范围：覆盖全部肿瘤范围。

3）对比度：有效TE为70~80 ms，相位回聚脉冲角度为150°。

4）清晰度：层面内体素小于0.5 mm×0.5 mm×（3~4）mm，间隔10%~20%。中等回波链10~20，带宽287 Hz/pixel。

5）伪影控制：俯卧及仰卧位相位编码方向均为AP，仰卧位在胸腹壁区添加空间预饱和脉冲以减少呼吸伪影，增加HF饱和带以减轻血管搏动伪影。

（5）TRA T_2 TSE

1）扫描方向：复制 TRA T_2 TSE STIR/SPAIR 扫描方向。

2）扫描范围：复制 TRA T_2 TSE STIR/SPAIR 扫描范围。

3）对比度：有效 TE 为 80~100 ms，相位回聚脉冲角度150°。

4）清晰度：层面内体素小于 0.5 mm×0.5 mm×（3~4）mm，间隔10%~30%。中等回波链10~20，带宽206 Hz/pixel。

（6）TRA T_1 TSE

1）扫描方向：复制 TRA T_2 TSE STIR/SPAIR 扫描方向。

2）扫描范围：复制 TRA T_2 TSE STIR/SPAIR 扫描范围。

3）对比度：有效 TE 为最小 TE，相位回聚脉冲角度为150°。

4）清晰度：层面内体素小于 0.5 mm×0.5 mm×（3~4）mm，间隔 10%~30%。回波链小于 3，带宽 170 Hz/pixel。

（7）TRA T_1 VIBE 3D Dyn+C

1）扫描方向：复制平扫 TRA 扫描方向。

2）扫描范围：复制平扫 TRA 扫描范围，覆盖肿瘤及瘤周水肿范围。

3）扫描方法：共扫描 10 个时相，每个时相时间分辨率为 18~24 s，蒙片扫描完成后暂停，注射对比剂，注射剂量 0.1 mmol/kg，注射速度 2 mL/s，20 mL 盐水以同样注射速度冲管，注药后 0 s 开始，连续扫描 9 个时相。

4）对比度：激发角度为 12 度，TR、TE 选择系统默认最小值。

5）清晰度：层面内体素 0.3 mm×0.3 mm×1.6 mm，无间隔。带宽 400 Hz/pixel。

（8）SAG/COR T_1 TSE DIXON+C

1）扫描方向：复制 SAG/COR T_2 TSE SPAIR 扫描方向。

2）扫描范围：复制 SAG/COR T_2 TSE SPAIR 扫描范围。

3）扫描方法：动态扫描完成后直接进行扫描。

4）对比度：TR值400~600 ms，TE值MIN，相位回聚脉冲角度为150°。

5）清晰度：层面内体素0.5 mm×0.5 mm×3 mm，层间隔10%。

（三）提升序列技术参数及质控要求

1.提升序列关键技术参数

表4　提升序列关键技术参数

	名称	方位	FOV (mm)	TE (ms)	层厚/间隔 (mm)	矩阵	b值	相位方向	回波链	像素带宽 Hz/pixel
1	DWI	TRA	300×260	Min	4/1	164×164	50,800	AP	104	250/1800

2.提升序列质控要求

TRA DWI

（1）扫描范围：复制TRA T$_2$ FSE扫描范围。

（2）b值选择：选择0，50，800。

（3）信噪比：为保证充足的信号强度，FOV设定380~300 mm，层厚4 mm。

五、腕关节周围肿瘤

（一）注意事项

1.体位

俯卧超人位，被检侧手臂上举尽量靠近磁体中心，掌心朝下放置于线圈中心做到等中心摆位，被检侧肘关节略弯曲并使用软垫垫高，肩关节下方用三角垫支撑来放松肌肉，保证患者体位舒适，对侧手臂可置于体侧。若患者体型偏瘦，可选用仰卧位，向对侧移动使检查侧尽量靠近磁体中心，掌心朝下放置于线圈中心，用软垫抬高前臂和腕关节同一水平，用沙袋隔开前臂与身体以避免呼吸传导。肿瘤较小时，可用油性标记物做体表定位。

2.线圈

卧位时，可选用腕关节线圈，踝关节线圈、柔性线圈。仰卧位时，可选用腕关节专用线圈、柔性线圈U型包裹。

3.序列选择

选择适合的脂肪抑制序列，选用原则见上述；T_2脂肪抑制序列不可替代T_2 FSE序列；当怀疑为腱鞘滑膜巨细胞瘤时，建议增加扫描梯度回波序列。

（二）基础序列技术参数及质控要求

1.基础序列关键技术参数

表5　基础序列关键技术参数

	名称	方位	FOV (mm)	TE (ms)	层厚/间隔(mm)	矩阵	激发次数	脂肪抑制	相位方向	回波链	像素带宽 Hz/pixel
1	Localizer	TRA	按照默认参数扫描								
2	Localizer	3PL	—								
3	T₂ TSE SPAIR	SAG/COR	120×120	78	3/0.3	320×272	2	SPAIR	AP/RL	10	48/300
4	T₁ TSE	SAG/COR	120×120	Min	3/0.3	320×320	2	—	RL	3	26/186
5	T₂ TSE SPAIR	TRA	100×100	76	3/0.6	256×192	4	SPAIR	AP	9	26/200
6	T₂ TSE	TRA	100×100	87	3/0.6	256×192	4	—	AP	12	26/200
7	T₁ TSE	TRA	100×100	Min	3/0.6	256×179	4	—	AP	3	21/166
8	T₁ VIBE 3D Dyn+C	TRA	140×140	2.46, 1.6/0		256×141	1	DIXON	AP	—	51/400
9	T₁ TSE DIXON	SAG/COR	120×120	Min	3/0.3	320×256	1	DIXON	HF	3	78/488

2.基础序列质控要求

（1）Localizer 3PL

扫描方向：于localizer TRA 图像确定下尺桡关节最大层面，进行三平面定位：SAG：垂直下尺桡关节连线。COR：平行下尺桡关节连线。

（2）SAG/COR T₂ TSE SPAIR

1）扫描方向：依据肿瘤位置、生长方式选择适宜的长轴扫描，一般情况下，推荐采用COR位。SAG：基于localizer 3PL，在TRA 位上平行于尺桡远侧关节；在

MR检查

第十七章　四肢骨肿瘤

301

COR 位上平行于尺桡骨长轴。COR：基于 localizer 3PL，在 TRA 位上垂直于尺桡远侧关节；在 SAG 位上平行于尺桡骨长轴。

2）扫描范围：FOV 覆盖全部肿瘤范围并包含腕关节。

3）对比度：有效 TE 为 70~80 ms，相位回聚脉冲角度为 150°。

4）清晰度：层面内体素为 0.5 mm×0.5 mm×（3~4）mm，间隔 10%；中等回波链 8~15，带宽 300 Hz/pixel。

5）信噪比：俯卧位–等中心扫描时，采用 SPAIR 脂肪抑制，图像信噪比高且扫描时间短。仰卧位–偏中心时，采用 DIXON/STIR 方式进行脂肪抑制，效果均匀，可以通过增加激励次数、相位过采样等参数增加信噪比。

6）伪影控制：在腕关节周围使用棉垫或小米袋排空线圈腔隙的空气，可以避免局部磁场不均匀所导致的脂肪抑制效果不佳。俯卧超人位时，相位编码方向为 AP（矢状面扫描）或者 RL（冠状面扫描），可选择矩形 FOV，缩短扫描时间。在 FOV 的 HF 方向施加空间饱和脉冲，减轻血管搏动伪影。仰卧位时，相位编码方向为

FH，增加HF方向相位过采样，防止卷褶伪影。前臂与胸腹壁之间用沙袋隔开，可有效防止呼吸运动传导，避免呼吸伪影。

（3）SAG/COR T_1 TSE

1）扫描方向：复制SAG/COR T_2 TSE SPAIR扫描方向。

2）扫描范围：复制SAG/COR T_2 TSE SPAIR扫描范围。

3）对比度：有效TE设置为最小，相位回聚脉冲角度为150°。

4）清晰度：层面内体素小于0.4 mm×0.4 mm×3 mm，间隔10%。回波链小于3，带宽186 Hz/pixel。

5）伪影控制：同SAG/COR T_2 TSE SPAIR。

（4）TRA T_2 TSE SPAIR/STIR（俯卧位时，采用SPAIR脂肪抑制；仰卧位-偏中心时，采用STIR脂肪抑制）

1）扫描方向：基于localizer 3PL在COR方向上平行于下尺桡关节最大层面的连线、在SAG方向上垂直于尺桡骨长轴。FOV方向平行于下尺桡关节最大层面的连线。

2）扫描范围：覆盖全部肿瘤范围。

3）对比度：有效 TE 为 80~100 ms，相位回聚脉冲角度为 150°。

4）清晰度：层面内体素小于 0.4 mm×0.4 mm×（3~4）mm，间隔 10%~20%。中等回波链 8~15，带宽 200 Hz/pixel。

5）信噪比：俯卧超人位－等中心扫描时，使用 SPAIR 脂肪抑制方式图像信噪比优于其他脂肪抑制方式。仰卧位－偏中心扫描时，采用 DIXON/STIR 方式进行脂肪抑制，效果均匀，可通过增加激励次数和相位过采集提高图像信噪比。厚层扫描信号发生溢出时，可减少激励次数、增大带宽、增大扫描矩阵，从而降低信噪比。

6）伪影控制：相位编码方向躲避血管搏动伪影对肿瘤的影响。俯卧位时，相位编码为 RL。仰卧位时，相位编码为 AP，于 HF 方向施加空间饱和脉冲以减轻血管搏动伪影，并且要用沙袋隔开前臂与胸腹壁以避免胸腹壁的呼吸运动传导。

（5）TRA T₂ TSE

1）扫描方向：复制 TRA T₂ TSE SPAIR 扫描方向。

2）扫描范围：复制TRA T$_2$ TSE SPAIR扫描范围。

3）对比度：有效TE为80~100 ms，相位回聚脉冲角度为150°。

4）清晰度：层面内体素小于0.4 mm×0.4 mm×（3~4）mm，间隔10%~20%。中等回波链8~15，带宽200 Hz/pixel。

（6）TRA T$_1$ TSE

1）扫描方向：复制TRA T$_2$ TSE SPAIR扫描方向。

2）扫描范围：复制TRA T$_2$ TSE SPAIR扫描范围。

3）对比度：有效TE为最小TE，相位回聚脉冲角度为150°。

4）清晰度：层面内体素小于0.4 mm×0.4 mm×（3~4）mm，间隔10%~20%。回波链小于3，带宽166 Hz/pixel。

（7）TRA T$_1$ VIBE 3D Dyn+C

1）扫描方向：复制平扫TRA扫描方向。

2）扫描范围：复制平扫TRA扫描范围，覆盖肿瘤及瘤周水肿范围。

3）扫描方法：共扫描10个时相，每个时相时间分辨率为22 s，蒙片扫描完成后暂停，注射对比剂，注射剂量为 0.1 mmol/kg，注射速度为 2 mL/s，20 mL 盐水以同样注射速度冲管，注药后 0 s 开始，连续扫描 9 个时相。

4）对比度：激发角度为 12°，TR、TE 选择系统默认最小值。

5）清晰度：层面内体素 0.4 mm×0.4 mm×1.6mm，无间隔。带宽 440 Hz/pixel。

（8）SAG/COR T_1 TSE DIXON+C

1）扫描方向：复制 SAG/COR T_2 TSE SPAIR 扫描方向。

2）扫描范围：复制 SAG/COR T_2 TSE SPAIR 扫描范围。

3）扫描方法：动态扫描完成后直接进行扫描。

4）对比度：TR 值 400~600 ms，TE 值 Min，相位回聚脉冲角度为 150°。

5）清晰度：层面内体素 0.4 mm×0.4 mm×3 mm，层间隔 10%。

3.提升序列技术参数及质控要求

（1）提升序列关键技术参数

表6　提升序列关键技术参数

	名称	方位	FOV (mm)	TE (ms)	层厚/间隔 (mm)	矩阵	激发次数	脂肪抑制	相位方向	回波链	像素带宽 Hz/pixel
1	T₂TSE DIXON	SAG/COR	140×140	80	3/0.3	320×320	2	—	RL	8	42/264
2	DWI	TRA	300×260	Min	4/1	164×164	50,800 (b值)		AP	104	250/1800

2.提升序列质控要求

（1）SAG/COR T₂TSE DIXON

1）骨肿瘤术后患者体内有金属植入物时，可以选择DIXON脂肪抑制方式，能够减少金属伪影对病变的影响，较STIR脂肪抑制技术信噪比有所提升。

2）扫描方向：同上述"SAG/COR T₂TSE SPAIR"。

3）扫描范围：同上述"SAG/COR T₂TSE SPAIR"。

4）对比度：TE为70~80 ms，TR为2500 ms，相位回聚脉冲角度为129°。

5）清晰度：层面内体素为0.5 mm×0.5 mm×（3~4）mm，间隔10%；中等回波链8~15，带宽264 Hz/pixel。

6）信噪比：DIXON脂肪抑制的信噪比优于STIR。

7）伪影控制：同上述"SAG/COR T₂TSE STIR"。DIXON能明显减轻磁敏感伪影。

（2）TRA DWI

1）扫描范围：复制TRA T$_2$ FSE扫描范围。

2）b值选择：选择0，50，800。

3）信噪比：为保证充足的信号强度，FOV设定280~300 mm，层厚4 mm。

六、髋关节（单侧）周围肿瘤

（一）注意事项

1. 准备

检查前应排空膀胱或避免膀胱过度充盈。

2. 体位

被检查区位于磁体中心，定位线位于大粗隆水平，或目标区域位于线圈中心。患者双手置于胸前并物理隔开，避免交叉。鼓励患者尽量采用胸式呼吸，同时可以施加压迫带以减少呼吸伪影。使患者双下肢保持舒适，并在患者双足两侧用沙袋进行固定，避免自主运动伪影。

3. 线圈

腹部body线圈或Large柔性线圈U型包裹单髋。

4. 序列选择

选择适合的脂肪抑制序列，选用原则见上述；T$_2$脂肪抑制序列不可替代 T_2 FSE 序列；当怀疑为腱鞘滑膜巨细胞瘤时，建议增加扫描梯度回波序列。

（二）基础序列技术参数及质控要求

1.基础序列关键技术参数

表7　基础序列关键技术参数

	名称	方位	FOV (mm)	TE (ms)	层厚/间隔 (mm)	矩阵	激发次数	脂肪抑制	相位方向	回波链	总带宽 kHz/像素带宽 Hz/pixel
1	Localizer	3PL	按照默认参数扫描								
2	T_2 TSE STIR	COR	400×400	79	5/1.5	384×326	2	STIR	RL	14	55/289
3	T_1 TSE	COR	400×400	Min	5/1.5	320×224	2	—	RL	2	38/240
4	T_2 TSE SPAIR	TRA	260×260	80	4/1	320×240	2	SPAIR	AP	14	28/178
5	T_2 TSE	TRA	260×260	79	4/1	320×240	2	—	AP	19	32/199
6	T_1 TSE	TRA	260×260	Min	4/1	320×240	2	—	AP	3	35/221
7	T_1 VIBE 3D Dyn+C	TRA	240×240	2.46, 3.69	1.6/0	320×224	1	DIXON	AP	—	62/390
8	T_1 TSE DIXON	COR	240×240	Min	4/1	320×240	1	DIXON	HF	3	78/488

2.基础序列质控要求

（1）COR T_2 TSE STIR

1）扫描方向：通常采用 COR 位。基于 localizer 3PL，在 TRA 位上平行于双侧股骨头圆点连线；在 SAG 位上平行于股骨长轴。

2）扫描范围：以肿瘤为中心 FOV 360~400 mm，需覆盖肿瘤全部范围。

3）对比度：有效 TE 为 70~80 ms，相位回聚脉冲角 150°。

4）清晰度：层面内体素为 1 mm×1 mm×（5~6）mm，间隔 10%~30%；中等回波链 10~20，带宽 289 Hz/pixel。

5）信噪比：大 FOV 扫描时，采用 DIXON/STIR 脂肪抑制方式，脂肪抑制效果均匀，可增加激励次数、过采样等参数弥补信噪比。常规采用 5~6 mm 厚层扫描可提升信噪比。

6）伪影控制：相位编码为 RL 向时，双手置于身体两侧，需要增加相位方向过采集来避免手臂卷褶伪影，而将双手物理隔开并放置胸前，则可减少相位过采样以节省扫描时间。于 FOV 的 HF 向，添加空间预饱和脉冲或者在频率编码方向使用流动补偿技术以减轻血管流动伪影。若肠道或膀胱蠕动伪影累及病变时，可尝试改变相位编码方向，但要同时注意避免卷褶伪影，使用相位过采样或者去相位卷褶技术。特殊情况下，需要进行 SAG 位扫描时，相位编码设置为 HF，增加相位方向过采集以避免卷褶伪影，于腹部脂肪区域施加饱和脉冲以避免呼吸伪影。单髋 COR 或 SAG 位扫描，可采用矩形

FOV，可节省扫描时间。

（2）COR T_1 TSE

1）扫描方向：复制 COR T_2 TSE STIR 扫描方向。

2）扫描范围：复制 COR T_2 TSE STIR 扫描范围。

3）对比度：有效 TE 设置为最小，相位回聚脉冲角度 150°。

4）清晰度：层面内体素小于 1 mm×1 mm×（5~6）mm，间隔 10%~30%。回波链小于 3，带宽 240 Hz/pixel。

（3）TRA T_2 TSE SPAIR

1）扫描方向：基于 COR T_2 TSE STIR，在 COR 位图像上平行于双侧股骨头圆点连线或垂直股骨长轴，在 SAG 位上垂直于股骨长轴。

2）扫描范围：覆盖全部肿瘤范围。

3）对比度：有效 TE 为 70~80 ms，相位回聚脉冲角度为 150°。

4）清晰度：层面内体素小于 0.6 mm×0.6 mm×（4~6）mm，间隔 10%~30%。中等回波链 10~20，带宽 178 Hz/pixel。

5）信噪比：目标区域靠近磁体中心，或 TRA 扫描范围靠近线圈中心时，可采用 SPAIR 脂肪抑制方式，图像信噪比优于其他脂肪抑制方式。目标区域偏中心或肿瘤长轴范围很大时，推荐使用DIXON/STIR脂肪抑制方式，脂肪抑制效果比较均匀。厚层扫描发生信号溢出时，可减少激励次数、增大扫描矩阵、增大带宽等参数降低信噪比。相位编码为AP方向时，可采用矩形FOV扫描，可节省扫描时间。

6）伪影控制：相位编码设置为AP，将空间预饱和脉冲放置于FOV的HF方向以减轻血管流动伪影。若肠道或膀胱蠕动造成的伪影影响病变时，可尝试改变相位编码方向，需增加相位过采集以避免卷褶伪影。

（4）TRA T_2 TSE

1）扫描方向：复制TRA T_2 TSE SPAIR扫描方向。

2）扫描范围：复制TRA T_2 TSE SPAIR扫描范围。

3）对比度：有效TE为80~100 ms，相位回聚脉冲角度150°。

4）清晰度：层面内体素小于0.6 mm×0.6 mm×（4~6）mm，间隔10%~30%。中等回波链10~20，带宽199 Hz/pixel。

（5）TRA T_1 TSE

1）扫描方向：复制TRA T_2 TSE SPAIR扫描方向。

2）扫描范围：复制TRA T$_2$ TSE SPAIR扫描范围。

3）对比度：有效TE为最小TE，相位回聚脉冲角度150°。

4）清晰度：层面内体素小于0.6 mm×0.6 mm×（4~6）mm，间隔10%~30%。回波链小于3，带宽221 Hz/pixel。

（6）TRA T$_1$ VIBE 3D Dyn+C

1）扫描方向：复制平扫TRA扫描方向。

2）扫描范围：复制平扫TRA扫描范围，覆盖肿瘤及瘤周水肿范围。

3）扫描方法：共扫描10个时相，每个时相时间分辨率为18~24 s，蒙片扫描完成后暂停，注射对比剂，注射剂量0.1 mmol/kg，注射速度2 mL/s，20 mL盐水以同样注射速度冲管，注药后0 s开始，连续扫描9个时相。

4）对比度：激发角度为12°，TR、TE使用系统默认最小值。

5）清晰度：层面内内插体素0.4 mm×0.4 mm×1.6 mm，无间隔。带宽390 Hz/pixel。

（7）COR T$_1$ TSE DIXON+C

1）扫描方向：复制 COR T_2 TSE STIR 扫描方向。

2）扫描范围：复制 COR T_2 TSE STIR 扫描范围。

3）扫描方法：动态扫描完成后直接进行扫描。

4）对比度：TR 值 400~600 ms，TE 值为最小，相位回聚脉冲角度为150°。

5）清晰度：层面内体素 0.8 mm×0.8 mm×4 mm，层间隔10%。

（三）提升序列技术参数及质控要求

1.提升序列关键技术参数

表8 提升序列关键技术参数

	名称	方位	FOV (mm)	TE (ms)	层厚/间隔 (mm)	矩阵	b值	相位方向	回波链	像素带宽 Hz/pixel
1	T_2 FL2d	COR	400×240	9	4/0.4	256×230	—	RL	—	170
2	DWI	TRA	380×280	60	6/1	164×164	50,800	AP	124	2200

2.提升序列质控要求

（1） COR T_2 FL2d（GRE）

1）扫描方向：复制 COR T_2 TSE STIR 扫描方向。

2）扫描范围：复制 COR T_2 TSE STIR 扫描范围。

3）对比度：激发角度为20°，TR 为 600 ms，TE 为 9 ms。

4）清晰度：层面内体素 0.5 mm×0.5 mm×5 mm，间

隔10%~30%。带宽170 Hz/pixel。

5）伪影控制：RL方向施加相位方向过采集，避免产生卷褶伪影。

（2）TRA DWI

1）扫描范围：复制TRA T$_2$ FSE扫描范围。

2）b值选择：选择0，50，800。

3）信噪比：为保证充足的信号强度，FOV设定380 mm，层厚6~8 mm。

七、膝关节周围肿瘤

（一）注意事项

1.摆位

身体与床板方向一致，使检查侧与线圈中心、磁体中心保持一致做到等中心扫描。两腿之间用沙袋隔开，避免另一侧腿的卷褶伪影。腿部应处于中立位、放松舒适体位，尽量避免产生运动伪影。

2.线圈

根据肿瘤大小、位置可选择膝关节专用线圈、Large柔性线圈包裹。

3.序列选择

选择适合的脂肪抑制序列，选用原则见上述；当怀疑为腱鞘滑膜巨细胞瘤时，建议增加扫描梯度回波序列；T_2脂肪抑制序列不可替代T_2 FSE序列。

（二）基础序列技术参数及质控要求

1.基础序列关键技术参数

表9　基础序列关键技术参数

	名称	方位	FOV (mm)	TE (ms)	层厚/间隔 (mm)	矩阵	激发次数	脂肪抑制	相位方向	回波链	总带宽 kHz/像素 带宽 Hz/pixel
1	Localizer	TRA	按照默认参数扫描								
2	Localizer	3PL	—								
3	T_2 TSE SPAIR	SAG/COR	160×160	78	3/0.3	320×224	1	SPAIR	HF	10	32/200
4	T_1 TSE	SAG/COR	160×160	Min	3/0.3	320×224	1	—	HF	3	30/186
5	T_2 TSE SPAIR	TRA	160×160	76	4/0.8	320×224	1	SPAIR	AP	10	48/300
6	T_2 TSE	TRA	160×160	87	4/0.8	320×224	1		AP	—	48/300
7	T_1 TSE	TRA	160×160	Min	4/0.8	320×224	1		AP	3	27/166
8	T_1 VIBE 3D Dyn+C	TRA	170×170	2.46/3.69	1.6/0	256×166	1	DIXON	AP	—	51/400
9	T_1 TSE DIXON	SAG	160×160	11	3/0.3	320×256	1	DIXON	HF	3	78/488

2.基础序列质控要求

（1）Localizer_3PL

扫描方向：基于localizer_TRA确定股骨髁最大层面，据此进行三平面定位：SAG垂直于股骨内外髁后缘的连线，COR平行于股骨内外髁后缘的连线。

（2）SAG/COR T_2 TSE SPAIR

1）扫描方向：依据肿瘤位置、破坏模式选择适宜的长轴扫描，如骨巨细胞瘤采用COR，但一般适宜采用SAG以充分显示肿瘤与血管神经的关系。SAG：基于localizer 3PL在TRA位上确定股骨内外髁最大层面，垂直于股骨内外髁后缘的连线；在COR位上平行于股骨长轴。COR：基于localizer 3PL在TRA位上确定股骨内外髁最大层面，平行于股骨内外髁后缘的连线；在SAG位上平行于股骨长轴。

2）扫描范围：FOV覆盖全部肿瘤范围同时包全膝关节。

3）对比度：有效TE为70~80 ms，相位回聚脉冲角度为150°。

4）清晰度：层面内体素为0.5 mm×0.5 mm×（3~4）mm，间隔10%；中等回波链10~20，带宽200 Hz/pixel。完全覆盖肿瘤需增大FOV时，但要注意保持原体素不变。

5）伪影控制：在膝关节前侧填充棉垫或小米袋以排空线圈腔隙的空气，从而减少局部磁场不均匀所致的脂肪抑制不均匀。相位编码于HF向，并在HF向施加空间预饱和脉冲，可减轻HF向的血管搏动伪影。增加HF

向相位过采样，防止卷褶伪影。

（3）SAG/COR T$_1$ TSE

1）扫描方向：复制SAG/COR T$_2$ TSE SPAIR扫描方向。

2）扫描范围：复制SAG/COR T$_2$ TSE SPAIR扫描范围。

3）对比度：有效TE设置为最小，相位回聚脉冲角度为150°。

4）清晰度：层面内体素小于0.5 mm×0.5 mm×（3~4）mm，间隔10%。回波链小于3，带宽186 Hz/pixel。

5）伪影控制：相位编码方向于IIF方向，减少腘动脉搏动伪影；同时增加相位过采样，防止卷褶伪影。

（4）TRA T$_2$ TSE SPAIR

1）扫描方向：基于localizer 3PL，在COR位上平行于股骨髁后表面连线，在SAG位上垂直于股骨长轴。

2）扫描范围：覆盖全部肿瘤范围。

3）对比度：有效TE为70~80 ms，相位回聚脉冲角度为150°。

4）清晰度：层面内体素小于0.5 mm×0.5 mm×（3~6）mm，间隔10%~30%。中等回波链10~20，带宽300 Hz/pixel。

5）信噪比：膝关节摆位可做到等中心，SPAIR脂肪抑制效果均匀，较其他脂肪抑制方式图像信噪比好。当厚层扫描导致信噪比溢出时，可减少激励次数缩、增大带宽、增大扫描矩阵降低信噪比。

6）伪影控制：相位编码方向尽量躲避血管搏动伪影对肿瘤的影响。相位编码为 RL 时要增加相位过采样及饱和带，防止对侧腿的卷褶伪影。相位编码方为 AP 时可减少相位过采样来减少检查时间，但要增加 HF 方向饱和带以减轻血管搏动伪影。

（5）TRA T_2 TSE

1）扫描方向：复制 TRA T_2 TSE SPAIR 扫描方向。

2）扫描范围：复制 TRA T_2 TSE SPAIR 扫描范围。

3）对比度：有效 TE 为 80~100 ms，相位回聚脉冲角度 150°。

4）清晰度：层面内体素小于 0.5 mm×0.5 mm×（3~6）mm，间隔 10%~30%。中等回波链 10~20，带宽 300 Hz/pixel。

（6）TRA T_1 TSE

1）扫描方向：复制 TRA T_2 TSE SPAIR 扫描方向。

2）扫描范围：复制 TRA T_2 TSE SPAIR 扫描范围。

3）对比度：有效 TE 为最小，相位回聚脉冲角度为

150°。

4）清晰度：层面内体素小于 0.5 mm×0.5 mm×（3~6）mm，间隔 10%~30%。回波链小于 3，带宽 166 Hz/pixel。

（7）TRA T_1 VIBE 3D Dyn+C

1）扫描方向：复制 TRA T_2 TSE SPAIR 扫描方向。

2）扫描范围：复制平扫 TRA 扫描中心，覆盖肿瘤及水肿范围。

3）扫描方法：扫描方法：共扫描 10 个时相，每个时相时间分辨率为 18~24 s，蒙片扫描完成后暂停，注射对比剂，注射剂量 0.1 mmol/kg，注射速度 2 mL/s，20 mL 盐水同样注射速度冲管，注药后 0 s，连续扫描 9 个时相。

4）对比度：激发角度为 12°，TR、TE 选择系统默认最小值。

5）清晰度：层面内插内体素 0.3 mm×0.3 mm×1.6 mm，无间隔。带宽 400 Hz/pixel。

（8）SAG/COR T_1 TSE DIXON+C

1）扫描方向：复制 SAG/COR T_2 TSE SPAIR 扫描方向。

2）扫描范围：复制 SAG/COR T_2 TSE SPAIR 扫描范围。

3）扫描方法：动态扫描完成后直接进行扫描。

4）对比度：TR值 400~600 ms，TE值为最小，相位回聚脉冲角度为150°。

5）清晰度：层面内体素 0.5 mm×0.5 mm×3 mm，间隔10%。

（三）提升序列技术参数及质控要求

1.提升序列关键技术参数

表10　提升序列关键技术参数

	名称	方位	FOV (mm)	TE (ms)	层厚/间隔 (mm)	矩阵	激发次数	脂肪抑制	相位方向	回波链	总带宽 kHz/像素带宽 Hz/pixe
1	T_2 FL2d	SAG	160×160	9	4/0.4	256×230	1	—	HF	/	22/170
2	T_2 TSE STIR	COR/SAG	160×160	78	3/0.3	256×192	4	STIR	HF	10	37/287
3	T_2 TSE DIXON	COR/SAG	160×160	79	3/0.3	320×224	1	DIXON	HF	9	31/191
4	SEMAC	SAG	160×160	37	4/0	256×192	1	STIR	HF	17	114/888
5	DWI	TRA	300×260	Min	4/1	164×164	50,800（b值）	—	AR	104	2501800

2.提升序列质控要求

（1）SAG/COR T_2 FL2d（GRE）

1）扫描方向：复制 SAG/COR T_2 TSE SPAIR 扫描方向。

2）扫描范围：复制 SAG/COR T_2 TSE SPAIR 扫描范围。

3）对比度：激发角度为 20°，TR 为 600 ms，TE 为 9 ms。

4）清晰度：层面内体素 0.7 mm×0.7 mm×4 mm，间隔 10%。带宽 170 Hz/pixel。

（2）SAG/COR T_2 TSE STIR

1）扫描方向：复制 SAG/COR T_2 TSE SPAIR 扫描方向。

2）扫描范围：复制 SAG/COR T_2 TSE SPAIR 扫描范围。

3）对比度：有效 TE 为 70~80 ms，相位回聚脉冲角度 150°。

4）清晰度：层面内体素为 0.7 mm×0.7 mm×（3~4）mm，间隔 10%；中等回波链 10~20，带宽 287 Hz/pixel。

5）伪影控制：同 SAG/COR T_2 TSE SPAIR。

（3）SAG/COR T_2 TSE DIXON

1）扫描方向：复制 SAG/COR T_2 TSE SPAIR 扫描方向。

2）扫描范围：复制 SAG/COR T_2 TSE SPAIR 扫描范围。

3）对比度：TR 为 2500 ms，有效 TE 为 70~80 ms，相位回聚脉冲角度 129°。

4）清晰度：层面内体素小于0.6 mm×0.6 mm×（3~4）mm，间隔10%；中等回波链10~20，带宽191 Hz/pixel。

5）伪影控制：同SAG/COR T$_2$ TSE SPAIR。

（4）SAG/COR T$_2$ SEMAC（西门子，去金属伪影序列）

1）扫描方向：复制SAG/COR T$_2$ TSE SPAIR扫描方向。

2）扫描范围：复制SAG/COR T$_2$ TSE SPAIR扫描范围。

3）对比度：TR为5000 ms，TE为37 ms，相位回聚脉冲角度为120°。

4）清晰度：层面内体素小于0.6 mm×0.6 mm×4 mm，间隔10%。回波链小于17，带宽888 Hz/pixel。

（5）TRA DWI

1）扫描范围：复制TRA T$_2$ FSE扫描范围。

2）b值选择：选择0，50，800。

3）信噪比：为保证充足的信号强度，FOV设定280~300 mm，层厚4 mm。

八、踝关节周围肿瘤

（一）注意事项

1.体位

身体与床板方向一致，使检查侧尽量靠近磁体中心并放置于线圈中心，尽量达到等中心扫描。踝关节呈中立位，足背屈至足背垂直胫骨长轴，用小棉垫或小米袋填充踝关节两侧与线圈间的空隙，从而减少局部磁场不均匀导致的脂肪抑制不均匀并帮助固定。膝关节微屈曲，腘窝下放沙袋，使踝关节处于放松舒适体位。

2.线圈

根据肿瘤具体位置、大小可选择肩、踝关节专用线圈、柔性线圈包裹。

3.序列选择

选择适合的脂肪抑制序列，选用原则见上述；T_2脂肪抑制序列不可替代T_2 FSE序列；当怀疑为腱鞘滑膜巨细胞瘤时，建议增加扫描梯度回波序列。

（二）基础序列技术参数及质控要求

1.基础序列关键技术参数

表11　基础序列关键技术参数

	名称	方位	FOV (mm)	TE (ms)	层厚/间隔 (mm)	矩阵	激发次数	脂肪抑制	相位方向	回波链	总带宽 kHz/像素带宽 Hz/pixel
1	Localizer	TRA	按照默认参数扫描								
2	Localizer	3PL	—								
3	T_2 TSE SPAIR	SAG/COR	140×140	79	3/0.3	320×288	1	SPAIR	HF	10	30/188

	名称	方位	FOV (mm)	TE (ms)	层厚/间隔 (mm)	矩阵	激发次数	脂肪抑制	相位方向	回波链	总带宽 kHz/像素带宽 Hz/pixel
4	T$_1$ TSE	SAG/COR	140×140	Min	3/0.3	320×240	1	—	HF	3	25/159
5	T$_2$ TSE SPAIR	TRA	140×140	78	3.5/0.4	320×320	1	SPAIR	RL	10	43/269
6	T$_2$ TSE	TRA	140×140	91	3.5/0.4	320×224	1	—	RL	10	48/300
7	T$_1$ TSE	TRA	140×140	Min	3.5/0.4	320×224	1	—	RL	3	27/166
8	T$_1$ VIBE 3D Dyn+C	TRA	150×150	2.46, 3.69	1.6/0	256×180 内插	1	DIXON	AP	/	51/400
9	T$_1$ TSE DIXON	SAG/COR	140×140	Min	3/0.3	320×237	1	DIXON	HF	3	56/347

2.基础序列质控要求

（1）Localizer 3PL

扫描方向：基于localizer TRA图像确定内外踝最大层面，据此进行三平面定位：SAG的定位线垂直于内外踝的连线，COR的定位线平行于内外踝的连线。

（2）SAG/COR T$_2$ TSE SPAIR

1）扫描方向：依据肿瘤位置、破坏模式选择适宜的长轴扫描，一般情况下，推荐采用COR以充分显示肿瘤与关节软骨、邻近骨的关系。COR：基于localizer 3PL，在TRA位上确定内外踝最大层面，平行于内外踝的连线；在SAG位上平行于胫腓骨长轴。SAG：基于localizer 3PL，在TRA位上确定内外踝最大层面，定位线垂直于内外踝的连线；在COR位上垂直胫距关节面。

2）扫描范围：FOV覆盖全部肿瘤范围同时包全踝关节。

3）对比度：有效TE为70~80 ms，相位回聚脉冲角度150°。

4）清晰度：层面内体素为0.5 mm×0.5 mm×（3~4）mm，间隔10%；中等回波链10~20，带宽188 Hz/pixel。为完全覆盖肿瘤，需要增大FOV时，仍要注意保持原体素不变。

5）信噪比：多数情况下，该区域肿瘤的扫描FOV较小，且可做到等中心摆位扫描，使用SPAIR脂肪抑制方式的图像信噪比优于其他脂肪抑制方式。

6）伪影控制：使用棉垫或小米袋固定踝关节并排空线圈腔隙的空气，可避免运动伪影与改善脂肪抑制效果。在FOV的HF方向施加空间预饱和脉冲，可减轻血管搏动伪影。增加HF方向相位过采样，防止卷褶伪影。

（3）SAG/COR T_1 TSE

1）扫描方向：复制SAG/COR T_2 TSE SPAIR扫描方向。

2）扫描范围：复制SAG/COR T_2 TSE SPAIR扫描范围。

3）对比度：有效 TE 设置为最小，相位回聚脉冲角度为 150°。

4）清晰度：层面内体素小于 0.5 mm×0.5 mm×3 mm，间隔 10%。回波链小于 3，带宽 159 Hz/pixel。

（4）TRA T_2 TSE SPAIR

1）扫描方向：在 COR 位上平行于胫距关节面，在 SAG 位上垂直于胫骨长轴。

2）扫描范围：覆盖全部肿瘤范围。

3）对比度：有效 TE 为 70~80 ms，相位回聚脉冲角度 150°。

4）清晰度：层面内体素小于 0.5 mm×0.5 mm×（3~5）mm，间隔 10%~20%。中等回波链 10~20，带宽 269 Hz/pixel。

5）信噪比：可做到等中心摆位，使用 SPAIR 脂肪抑制方式图像信噪比优于其他脂肪抑制方式。当厚层扫描信号溢出时，可通过减少激励次数、增大带宽、增大扫描矩阵等参数降低信噪比。

6）伪影控制：相位编码方向为 LR，增加相位过采样，防止对侧腿的卷褶伪影。

（5）TRA T_2 TSE

1）扫描方向：复制 TRA T_2 TSE SPAIR 扫描方向。

2）扫描范围：复制 TRA T_2 TSE SPAIR 扫描范围。

3）对比度：有效 TE 为 80~100 ms，相位回聚脉冲角度150°。

4）清晰度：层面内体素小于0.6 mm×0.6 mm×（3~5）mm，间隔10%~20%。中等回波链10~20，带宽300 Hz/pixel。

（6）TRA T_1 TSE

1）扫描方向：复制 TRA T_2 TSE SPAIR 扫描方向。

2）扫描范围：复制 TRA T_2 TSE SPAIR 扫描范围。

3）对比度：有效 TE 为最小，相位回聚脉冲角度为150°。

4）清晰度：层面内体素小于0.6 mm×0.6 mm×（3~5）mm，间隔10%~20%。回波链小于3，带宽166 Hz/pixel。

（7）TRA T_1 VIBE_Dixon 3D Dyn+C

1）扫描方向：复制平扫TRA扫描方向。

2）扫描范围：复制平扫TRA扫描范围，覆盖肿瘤及瘤周水肿范围。

3）扫描方法：共扫描10个时相，每个时相时间分辨率为18~24 s，蒙片扫描完成后暂停，注射对比剂，注射剂量0.1 mmol/kg，注射速度2 mL/s，20 mL盐水以同样注射速度冲管，注药后0 s开始，连续扫描9个时相。

4）对比度：激发角度为12°，TR、TE选择系统默认最小值。

5）清晰度：层面内内插体素0.3 mm×0.3 mm×1.6 mm，无间隔。带宽400 Hz/pixel。

（8）SAG/COR T_1 TSE DIXON+C

1）扫描方向：复制SAG/COR T_2 TSE SPAIR扫描方向。

2）扫描范围：复制SAG/COR T_2 TSE SPAIR扫描范围。

3）扫描方法：动态扫描完成后直接进行扫描。

4）对比度：相位回聚脉冲角度为150°，TR为400~600 ms，TE为最小。

5）清晰度：层面内体素0.4 mm×0.4 mm×3 mm，层间隔10%。

（三）提升序列技术参数及质控要求

1.提升序列关键技术参数

表12 提升序列关键技术参数

	名称	方位	FOV (mm)	TE (ms)	层厚/间隔 (mm)	矩阵	激发次数	脂肪抑制	相位方向	回波链	总带宽 kHz/像素带宽 Hz/pixel
1	T_2 FL2d	SAG	160×160	9	4/0.4	256×230	1	—	AP	—	22/170
2	T_2 TSE STIR	SAG/COR	140×140	73	3/0.3	256×256	2	STIR	HF	10	24/191
3	T_2 TSE DIXON	SAG/COR	160×160	79	3/0.3	320×224	1	DIXON	HF	10	31/191
4	SEMAC	SAG/COR	180×180	37	4/0	256×205	1	STIR	RL/AP	17	114/888
5	DWI	TRA	300×260	Min	4/1	164×164	50, 800 (B值)	—	AR	104	250/1800

2.提升序列质控要求

（1）SAG/COR T_2 FL2d（GRE）

1）扫描方向：复制SAG/COR T_2 TSE SPAIR扫描方向。

2）扫描范围：复制SAG/COR T_2 TSE SPAIR扫描范围。

3）对比度：激发角度为20°，TR为600 ms，TE为9 ms。

4）清晰度：层面内体素0.7 mm×0.7 mm×4 mm，间隔10%。带宽170 Hz/pixel。

（2）SAG/COR T$_2$ TSE STIR

1）扫描方向：复制SAG/COR T$_2$ TSE SPAIR扫描方向。

2）扫描范围：复制SAG/COR T$_2$ TSE SPAIR扫描范围。

3）对比度：有效 TE 为 70~80 ms，相位回聚脉冲角度150°。

4）清晰度：层面内体素为 0.6 mm×0.6 mm×（3~4）mm，间隔10%；中等回波链10~20，带宽191 Hz/pixel。

5）伪影控制：同SAG/COR T$_2$ TSE SPAIR。

（3）SAG/COR T$_2$ TSE DIXON

1）扫描方向：复制SAG/COR T$_2$ TSE SPAIR扫描方向。

2）扫描范围：复制SAG/COR T$_2$ TSE SPAIR扫描范围。

3）对比度：TR 值为 2500 ms，TE 值为 70~80 ms，相位回聚脉冲角度129°。

4）清晰度：层面内体素小于 0.6 mm×0.6 mm×（3~4）mm，间隔10%；中等回波链12~20，带宽191 Hz/pixel。

5）信噪比：优于STIR脂肪抑制方式。

6）伪影控制：同 SAG/COR T$_2$ TSE SPAIR。DIXON能明显减轻磁敏感伪影。

（4）SAG/COR T$_2$ SEMAC（西门子，去金属伪影序列）

1）扫描方向：复制SAG/COR T$_2$ TSE SPAIR扫描方向。

2）扫描范围：复制SAG/COR T$_2$ TSE SPAIR扫描范围。

3）对比度：相位回聚脉冲角度为120°，TR为5000 ms，TE为37 ms。

4）清晰度：层面内体素小于0.6 mm×0.6 mm×4 mm，间隔10%。回波链小于17，带宽888 Hz/pixel。

5）伪影控制：可改善人工关节金属磁化率伪影对于病变的影响。但是扫描时间过长，容易出现运动伪影。

（5）TRA DWI

1）扫描范围：复制TRA T$_2$ FSE扫描范围。

2）b值选择：选择0，50，800。

3）信噪比：为保证充足的信号强度，FOV设定280~300 mm，层厚4 mm。

第十八章

脊柱骨肿瘤

一、MR检查方法与操作流程

（一）技术特点

脊柱骨肿瘤的诊断及疗效评估要求影像学清晰显示椎体、附件及周围软组织结构，清晰显示肿瘤与邻近组织的关系。MR具有较高的软组织对比度，3.0 T多通道线圈能够提供充足信噪比及空间分辨率，因此MR可以清晰显示脊柱局部细节。常规脊柱（如颈椎、胸椎、腰椎、骶尾椎）MR平扫和增强扫描能够发现多数原发性、转移性肿瘤以及其他非肿瘤性病变，但对于某些疾病有时需要附加提升序列来辅助诊断及评价。与常规脊柱扫描着重显示椎间盘有所不同，脊柱骨肿瘤的MR需着重对病变部位进行扫描，这对检查技师的技术要求有所提高。

脊柱扫描一般采用相控阵线圈。常规采用矢状位、横轴位进行扫描，但在发现椎体、椎间孔等病变时，通常增加冠状位扫描。如需增强，对比剂注射量采用2 mL/10 kg或0.1 mmol/kg，病变按常规增强扫描即可，分别行脂肪抑制 Ax、SAG、COR T_1WI扫描，但在增强扫描前须至少有一个方位的T_1WI脂肪抑制平扫图像。

（二）注意事项

由于MR的特殊性，在检查前要做好安全工作，即每位患者都要询问有无禁忌证，需除掉随身携带的所有金属或磁性物件以及其他可能会影响图像质量的物品，如粘贴的膏药等，以免产生伪影或造成危险。

扫描时需要患者保持静止，需要提高患者的舒适性，增加脊柱的稳定性，如在进行颈椎扫描时为防止头部运动，可用海绵垫固定。在进行胸椎或腰椎扫描时，可用膝关节支撑垫，以保持体位不变，以减少图像运动伪影，提高诊断价值。胸椎扫描前需要扫描包含颈椎的大视野 FOV 定位相，以方便诊断医师进行病变椎体定位。

（三）适应证

其他脊柱影像学检查发现可疑病变，需要MR进一步评价，为临床治疗提供影像学资料。

患者治疗后，需疗效评估。

二、基础序列技术参数及质控要求

（一）基础序列关键技术参数

表1　颈椎MR基础序列关键技术参数

颈椎	名称	方位	FOV (cm)	TR (ms)	TE (ms)	层厚/间隔 (mm)	矩阵	激发次数/脂肪抑制	频率方向
1	3-PL LOC	三平面	按照默认参数扫描						
2	T_2 FSE	SAG	28×28	2900	120	3.0/0.6	352×256	2	HF
3	T_1 FSE	SAG	28×28	600	10	3.0/0.6	320×256	1	HF
4	T_2 IDEAL	SAG	28×28	3000	85	3.0/0.6	320×256	2/IDEAL	HF
5	T_2 MEGRE	Ax	19×14	400	3	4.0/0.4	260×224	2	AP
6	T_2 FSE	COR	28×28	2900	120	4.0/0.4	320×224	2	HF
7	T_1 FS+C	Ax	19×14	610	10	4.0/0.4	288×224	1/FS	AP
8	T_1 FS+C	SAG	28×28	470	10	3.0/0.6	320×224	1/FS	HF
9	T_1 FS+C	COR	28×28	470	10	3.0/0.6	320×224	1/FS	HF

表2　胸椎MR基础序列关键技术参数

胸椎	名称	方位	FOV (cm)	TR (ms)	TE (ms)	层厚/间隔 (mm)	矩阵	激发次数/脂肪抑制	频率方向
1	3-PL LOC	三平面	按照默认参数扫描						
2	T_2 FSE	SAG	36×36	2800	120	3.0/0.3	352×256	2	HF
3	T_1 FSE	SAG	36×36	470	10	3.0/0.3	320×192	1	HF
4	T_2 IDEAL	SAG	36×36	3000	85	3.0/0.3	320×256	2/ IDEAL	HF
5	T_2 FSE	Ax	20×20	2500	100	4.0/0.4	288×256	2	AP
6	T_2 FSE	COR	36×36	2400	100	4.0/0.4	320×224	2	HF
7	T_1 IDEAL +C	Ax	19×14	700	10	4.0/0.8	288×224	1	AP
8	T_1 IDEAL +C	SAG	28×28	700	10	4.0/0.4	320×224	1	HF
9	T_1 IDEAL +C	COR	28×28	480	10	4.0/0.4	320×224	1	HF

表3　腰椎MR基础序列关键技术参数

腰椎	名称	方位	FOV (cm)	TR (ms)	TE (ms)	层厚/间隔 (mm)	矩阵	激发次数/脂肪抑制	频率方向
1	3-PL LOC	三平面	—	—	按照默认参数扫描				
2	T_2 FSE	SAG	30×30	2800	120	4.0/0.4	384×320	2	HF
3	T_1 FSE	SAG	30×30	650	10	4.0/0.4	320×320	1	HF
4	T_2 FSE FS	SAG	30×30	3000	85	4.0/0.4	320×224	2/FS	HF
5	T_2 FSE	Ax	20×16	2700	100	4.0/0.4	288×288	2	AP
6	T_2 FSE	COR	30×30	2800	100	4.0/0.4	320×288	2	HF
7	T_1 FS+C	Ax	20×16	700	10	4.0/0.4	320×288	1/FS	AP
8	T_1 FS+C	SAG	30×30	570	10	4.0/0.4	320×288	1/FS	HF
9	T_1 FS+C	COR	30×30	460	10	4.0/0.4	320×288	1/FS	HF

表4　腰骶椎MR基础序列关键技术参数

骶尾椎	名称	方位	FOV (cm)	TR (ms)	TE (ms)	层厚/间隔 (mm)	矩阵	激发次数/脂肪抑制	频率方向
1	3-PL LOC	三平面	—	—	按照默认参数扫描				
2	T_2 FSE	SAG	30×30	2700	120	4.0/0.4	448×320	2	HF
3	T_1 FSE	SAG	30×30	650	10	4.0/0.4	320×320	1	HF
4	T_2 FSE FS	SAG	30×30	3000	85	4.0/0.4	320×224	2/FS	HF
5	T_2 FSE	Ax	20×16	2800	100	4.0/0.4	288×288	2	AP
6	T_2 FSE	COR	30×30	2600	100	4.0/0.4	320×288	2	HF
7	T_1 FS+C	Ax	20×16	700	10	4.0/0.4	320×288	1/FS	AP
8	T_1 FS+C	SAG	30×30	570	10	4.0/0.4	320×288	1/FS	HF
9	T_1 FS+C	COR	30×30	460	10	4.0/0.4	320×288	1/FS	HF

注：COR T_2 FSE为平行于骶髂关节的斜冠状位，为非常规扫描序列。

（二）基础序列质控要求

由于颈椎、胸椎、腰椎、骶尾椎的检查序列及技术要点类似，因此，对基础序列的质控要求基本一致，下文中仅对上述脊柱检查不同之处进行额外阐述。

1.SAG T_2WI、T_1WI、脂肪抑制 T_2WI

（1）扫描范围：颈椎：上缘包括小脑，下缘包括第2胸椎；胸椎：扫描视野上缘包括第7颈椎，下缘包括第1腰椎；腰椎：扫描视野上缘包括第11胸椎，下缘包括骶椎；骶尾椎：扫描视野上缘包括第5腰椎，下缘包括臀部下缘皮肤全部尾椎。在横轴位及冠状位上定位，在冠状位上调整角度，使定位线平行于椎管正中矢状线，在横轴位上调整层面，范围根据病变范围合理调整。

（2）伪影控制：可使用饱和带，放置于视野前部，特别是胸椎扫描时，可减轻血管搏动伪影。可适当增加相位过采样防止卷褶。另外，可通过憋气和腹带等压迫固定腹部，可在某些程度上抑制呼吸所导致的运动伪影。定位线尽量不要交叉，避免产生伪影。相位编码为上下方向，可消除脑脊液搏动的影响。

2.Ax T_2 FSE

（1）扫描范围：在矢状面 T_2WI 定位，在冠状面调整左右中心。定位以病变为中心，在病灶累及区域连续定位，覆盖病灶范围。

（2）伪影控制：相位编码为前后方向，余同上。

3.COR T$_2$ FSE

（1）扫描范围：于横轴位及矢状位定位，矢状位调整角度，使定位线平行于病变的长轴。在横轴位上调整层面，包括整个病变范围，冠状位上调整FOV中心置于病变中心。

（2）伪影控制：相位编码为上下方向，余同上。

4.SAG、Ax、COR FS–T$_1$+C

（1）扫描范围：分别复制对应平扫扫描范围。

（2）扫描层厚、层间隔及层数与平扫相当。增强扫描前的平扫参数与增强参数保持一致。

三、提升序列技术参数及质控要求

（一）提升序列关键技术参数

表5　提升序列关键技术参数

	名称	方位	FOV (cm)	TR (ms)	TE (ms)	层厚/间隔 (mm)	矩阵	b值/激发次数	频率方向
1	DWI	Ax	24×24	2500	65	4/0.4	128×64	0/1,800/10	默认
2	IVIM	Ax	24×24	3000	65	4/0.4	128×64	—	AP
	IVIM b值设定/NEX		0/2,20/2,50/2,100/1,150/1,200/1,400/2,800/4,1200/6,1500/8						
3	DCE T$_1$+C LAVA FLEX	Ax	28×14	3.9	1.7	2.0/0	256×160	1	AP

（二）提升序列质控要求

1.Ax DWI（小视野）、Ax IVIM

（1）扫描范围：定位以病变为中心，在病灶累及区域连续定位，覆盖病灶范围。

（2）扫描视野：20~24 cm，层厚4/0.4 mm。

2.Ax DCE T_1+C LAVA FLEX

（1）扫描时间：每个时相<6 s，48时相，扫描时间5分30秒。

（2）扫描范围：定位以病变为中心，在病灶累及区域连续定位，覆盖病灶范围。

四、各序列观察要点及诊断要点

（一）SAG/Ax/COR T_2WI、SAG T_1WI

1.观察要点

图像无明显各种运动伪影。图像内组织结构显示清晰，病变与邻近结构对比明显。

2.诊断意义

观察病变位置、形态及内部信号特点，评价骨髓侵犯范围或周围肿块范围。可利用冠状位进行双侧对比以评价椎体、附件、椎间孔侵犯范围。

（二）SAG脂肪抑制 T_2WI

1.观察要点

图像无明显各种运动伪影。图像内组织结构显示清晰，脂肪抑制均匀。

2.诊断意义

观察病变位置、形态及内部信号特点，评价骨髓侵犯范围及周围肿块范围，特别是可以更好地评价周围水肿范围。

（三）Ax/SAG/ COR T_1 FS+C

1.观察要点

图像无明显各种运动伪影。图像内组织结构显示清晰，病变与邻近结构对比明显。

2.诊断意义

结合并对比脂肪抑制平扫及增强图像可以观察病变位置、形态、强化方式，并评价侵犯范围，如椎管内或椎旁软组织受累及神经根受累情况等，进行肿瘤分期。

（四）Ax DWI

1.观察要点

图像无变形，无伪影，高b值图像有足够信噪比。

2.诊断意义

小视野、高分辨率DWI成像，精细显示肿瘤内部活性，定量参数ADC值可提示肿瘤良恶性，但是不同骨肿瘤的ADC值范围有重叠，扩散受限不等于恶性肿瘤。定性和定量评估可对某些类型肿瘤进行诊断、分期及疗效评价。

（五）Ax IVIM DWI

1.观察要点

图像无变形，无伪影，信噪比足够。

2.诊断意义

功能成像方法，兼顾DWI评价肿瘤活性的优势，通过使用多种模型得到定量参数及半定量参数，进行病变鉴别诊断或疗效评价，还可评价血管灌注。

（六）Ax DCE T_1+C LAVA FLEX

1.观察要点

图像无变形，无伪影，信噪比足够。

2.诊断意义

通过使用特定模型（如Tofts模型）来量化组织通透性，得到定量参数及半定量参数，进行病变鉴别诊断及疗效评估。

参考文献

1. 冯晓源.磁共振技术发展十年回顾.上海医学工程，2006，27（2）：119-123.

2. Nowogrodzki A.The world's strongest MRI machines are pushing human imaging to new limits.Nature，2018，563（7729）：24-26.

3. Turner D A.Nuclear magnetic resonance in oncology. Semin Nucl Med，1985，15（2）：210-223.

4. 杨文晖.磁共振成像发展与超高场磁共振成像技术.物理，2019，48（4）：227-236.

5. 俎栋林，高家红.核磁共振成像-物理原理和方法.北京：北京大学出版社，2014.

6. Feinberg D A，Hale J D，Watts J C，et al.Halving MR imaging time by conjugation：demonstration at 3.5 kG.Radiology，1986，161：527-531.

7. Walker-Samuel S，Ramasawmy R，Torrealdea F，et al. In vivo imaging of glucose uptake and metabolism in tumors，Nat Med，2013，19：1067-1072.

8. Attenberger U I，Pilz L R，Morelli J N，et al.Multi-parametric MRI of rectal cancer - Do quantitative functional

MR measurements correlate with radiologic and pathologic tumor stages?.Eur J Radiol，2014，83：1036-1043.

9.Stingl，Alexander，I.Paul Lauterbur and the Invention of MRI.Isis An International Review Devoted to the History of Science & Its Cultural Influences，2016.

10.Lauterbur P C.Image formation by induced local interactions.Examples employing nuclear magnetie resonance，1973，242（5394）：190-191.

11.Gallagher T A，Nemeth A J，Hacein-Bey L. An introduction to the Fourier transform：relationship to MRI. Ajr American Journal of Reentgenology，2008，190（5）：1396-1405.

12.Dwyer A J，Knop RH，Houtt DI.Frequeney shift artifacts in MR imaging.J Comput Assiat Tomogr，1985，9（1）：16-18.

13. Soila K P，Viamonte M Jr，Starewiez P M.Chemical shift misregistration effect in magnetie resonance imaging.Radiology，1984，153（3）：819-820.

14.Edelstein W A，Hutehison J M，Johnson G，et al.Spin warp NMR imaging and applieations to human whole-body imaging.Physies in Medicine & Biology，1980，25（4）：751-756.

15. 杨正汉，冯逢，王霄英.磁共振成像技术指南：检查规范、临床策略及新技术应用.北京：人民军医出版社，2010.

16. 黄继英，梁星原.磁共振成像原理.陕西：陕西科学技术出版社，1998.

17. 张英魁，黎丽，李金锋.实用磁共振成像原理与技术解读.北京：北京大学医学出版社，2021.

18. 付海鸿，余建明，李真林.医学影像设备成像原理与临床应用.北京：人民卫生出版社，2022.

19. Meyer C H，Macovski A.Continuous fluoroscopic MRI using spiral k-space scanning：US，US5485086 A[P].

20. Mcgibney G，Smith M R，Nichols S T，et al.Quantitative evaluation of several partial Fourier reconstruction algorithms used in MRI. Magnetic Resonance in Medicine，2010，30（1）：51-59.

21. 首都医科大学眼部肿瘤临床诊疗与研究中心，中华医学会放射学分会头颈学组.眼眶肿瘤和肿瘤样病变3.0 T MR 检查与诊断专家共识.中华放射学杂志，

2021，55（10）：1008-1023.

22.中华放射学杂志编委会骨学组，第3届全国头颈部影像学术会议学术委员会.头颈部CT、MR扫描规范指南（试用稿）.中华放射学杂志，2005，39（3）：230-233.

23.Zhu Y，Fu L，Jing W，et al.The value of magnetic resonance imaging in esophageal carcinoma：Tool or toy? Asia Pac J Clin Oncol，2019，15（3）：101-107.

24.Qu J，Wang Z，Qin J，et al.MRI features in differentiating mucosal high-grade neoplasia from early invasive squamous cell cancer of the esophagus. Eur Radiol，2020，30（6）：3455-3461.

25.Qu J，Zhang H，Wang Z，et al.Comparison between free-breathing radial VIBE on 3-T MRI and endoscopic ultrasound for preoperative T staging of resectable oesophageal cancer，with histopathological correlation.Eur Radiol，2018，28（2）：780-787.

26.王程浩，韩泳涛.2020年中国临床肿瘤学会《食管癌诊疗指南》解读.肿瘤预防与治疗，2020，33（04）：285-290.

27.Guo J, Wang Z, Qin J, et al.A prospective analysis of the diagnostic accuracy of 3?T MRI, CT and endoscopic ultrasound for preoperative T staging of potentially resectable esophageal cancer. Cancer Imaging, 2020, 20 (1): 64-74.

28.Pellat A, Dohan A, Soyer P, et al.The Role of Magnetic Resonance Imaging in the Management of Esophageal Cancer.Cancers (Basel), 2022, 14 (5).

29.Riddell A M, Richardson C, Scurr E, et al.The development and optimization of high spatial resolution MRI for imaging the oesophagus using an external surface coil. Br J Radiol, 2006, 79 (947): 873-879.

30.Finkenzeller T, Zorger N, Kuhnel T, et al.Novel application of T1-weighted BLADE sequences with fat suppression compared to TSE in contrast-enhanced T1-weighted imaging of the neck: cutting-edge images? J Magn Reson Imaging, 2013, 37 (3): 660-668.

31.Qu J, Shen C, Qin J, et al.The MR radiomic signature can predict preoperative lymph node metastasis in patients with esophageal cancer. Eur Radiol, 2019, 29

（2）：906-914.

32.Zhang F，Qu J，Zhang H，et al.Preoperative T Staging of Potentially Resectable Esophageal Cancer：A Comparison between Free-Breathing Radial VIBE and Breath-Hold Cartesian VIBE，with Histopathological Correlation.Transl Oncol，2017，10（3）：324-331.

33.Wang Z，Guo J，Qin J，et al.Accuracy of 3-T MRI for Preoperative T Staging of Esophageal Cancer After Neoadjuvant Chemotherapy，With Histopathologic Correlation.AJR Am J Roentgenol，2019，212（4）：788-795.

34.Takeuchi M，Matsuzaki K，Kubo H，et al.Diffusion-weighted magnetic resonance imaging of urinary epithelial cancer with upper urinary tract obstruction：preliminary results. Acta Radiol，2008，49（10）：1195-1199.

35.Yoshida S，Masuda H，Ishii C，et al.Usefulness of diffusion-weighted MRI in diagnosis of upper urinary tract cancer.AJR Am J Roentgenol，2011，196（1）：110-1166.

36.Abreu-Gomez J，Udare A，Shanbhogue K P，et al.Update on MR urography（MRU）: technique and clinical applications.Abdom Radiol，2019，44（12）: 3800-3810.

37.Wang W，Yang J，Liu J，et al.Three-dimensional static-fluid MR urography with gradient - and spin-echo（GRASE）at 3.0T: comparison of image quality and diagnostic performance with respiratory-triggered fast spin-echo（FSE）.Abdom Radiol，2022，47（5）: 1828-1839.

38.Maheshwari E，Nougaret S，Stein E B，et al.Update on MRI in Evaluation and Treatment of Endometrial Cancer.RadioGraphics，2022.

39.Hernando D，Zhang Y，Pirasteh A.Quantitative diffusion MRI of the abdomen and pelvis.Med Phys，2022，49（4）: 2774-2293.

40.Manganaro L，Lakhman Y，Bharwani N，et al.Staging，recurrence and follow-up of uterine cervical cancer using MRI: Updated Guidelines of the European Society of Urogenital Radiology after revised FIGO staging 2018.European Radiology，2021，31（10）: 7802-7816.

41. Salib M Y，Russell J H B，Stewart V R，et al.2018 FI-GO Staging Classification for Cervical Cancer：Added Benefits of Imaging.Radiographics，2020，40（6）：1807-1822.

42. Expert Panel on G.Y.N.and O.B.Imaging，Reinhold C，et al.ACR Appropriateness Criteria（R）Pretreatment Evaluation and Follow-Up of Endometrial Cancer.J Am Coll Radiol，2020，17（11S）：S472-S486.

43. Lee S I，Atri M.2018 FIGO Staging System for Uterine Cervical Cancer：Enter Cross-sectional Imaging.Radiol-ogy，2019，292（1）：15-24.

44. Nougaret S，Horta M，Sala E，et al.Endometrial Can-cer MRI staging：Updated Guidelines of the European Society of Urogenital Radiology.European Radiology，2018，29（2）：792-805.

45. Rauch G M，Kaur H，Choi H，et al.Optimization of MR Imaging for Pretreatment Evaluation of Patients with Endometrial and Cervical Cancer.RadioGraphics，2014，34（4）：1082-1098.

46. 李真林，倪红艳.中华医学影像技术学：MR 成像技术卷.第1版.北京：人民卫生出版社，2017.

47.Chabrol A，Rousset P，Charlot M，et al.Lesions of the ovary with T1-hypersignal. Clin Radiol，2014，69（10）：e404-e413.

48.Vargas H A，Barrett T，Sala E.MRI of ovarian masses.J Magn Reson Imaging，2013，37（2）：265-281.

49.Rockall A G.Diffusion weighted MRI in ovarian cancer. Curr Opin Oncol，2014，26（5）：529-535.

50.Kasper S M，Dueholm M，Marinovskij E，et al.Imaging diagnostics in ovarian cancer：magnetic resonance imaging and a scoring system guiding choice of primary treatment.Eur J Obstet Gynecol Reprod Biol，2017，210：83-89.

51.Garcia Prado J，González Hernando C，Varillas Delgado D，et al.Diffusion weighted magnetic resonance imaging in peritoneal carcinomatosis from suspected ovarian cancer：diagnostic performance in correlation with surgical findings.Eur J Radiol，2019，121：108696p.

52.Engbersen M P，Van Driel W，Lambregts D，et al.The role of CT，PET-CT，and MRI in ovarian cancer.Br J

Radiol，2021，94（1125）：20210117.

53. Timmerman D，Planchamp F，Bourne T，et al.ESGO/ ISUOG/IOTA/ESGE consensus statement on pre-operative diagnosis of ovarian tumors.Int J Gynecol Cancer，2021，31（7）：961-982.

54. Sadowski E A，Thomassin-Naggara I，Rockall A，et al. O-RADS MRI Risk Stratification System：Guide for Assessing Adnexal Lesions from the ACR O-RADS Committee.Radiology，2022，303（1）：35-47.

55. Hottat N A，Badr D A，Van Pachterbeke C，et al.Added Value of Quantitative Analysis of Diffusion-Weighted Imaging in Ovarian-Adnexal Reporting and Data System Magnetic Resonance Imaging.J Magn Reson Imaging，2022，56（1）：158-170.

56. Assouline V，Dabi Y，Jalaguier-Coudray A，et al.EU-RAD study group.How to improve O-RADS MRI score for rating adnexal masses with cystic component?Eur Radiol，2022，32（9）：5943-5953.

57. 强金伟.磁共振功能成像在卵巢肿瘤中的临床应用研究.肿瘤影像学，2016，（1）：5.

58. American College of Radiology（ACR）.Breast Imaging Reporting and Data System（BI-RADS）.5th ed. Reston，VA：American College of Radiology，2013.

59. 何翠菊.乳腺磁共振检查及诊断规范专家共识.肿瘤影像学，2017，26（04）：241-249.

60. Mann R M，Cho N，Moy L.Breast MRI：State of the Art.Radiology，2019，292（3）：520-536.

61. 崔晓琳，周纯武，李静，等.乳腺MRI技术操作规范探讨.磁共振成像，2014，5（04）：309-312.

62. DeMartini W B，Rahbar H.Breast magnetic resonance imaging technique at 1.5 T and 3 T：requirements for quality imaging and American College of Radiology accreditation.Magn Reson Imaging Clin N Am，2013，21（3）：475-482.

63. Iima M，Honda M，Sigmund E E，et al.Diffusion MRI of the breast：Current status and future directions. J Magn Reson Imaging，2020，52（1）：70-90.

64. Bolan P J.Magnetic resonance spectroscopy of the breast：current status.Magn Reson Imaging Clin N Am，2013，21（3）：625-639.

65. Partridge S C, McDonald E S. Diffusion weighted magnetic resonance imaging of the breast: protocol optimization, interpretation, and clinical applications. Magn Reson Imaging Clin N Am, 2013, 21 (3): 601-624.

66. Khalifa F, Soliman A, El-Baz A, et al. Models and methods for analyzing DCE-MRI: a review. Med Phys, 2014, 41 (12): 124301.

67. Chitalia R D, Rowland J, McDonald E S, et al. Imaging Phenotypes of Breast Cancer Heterogeneity in Preoperative Breast Dynamic Contrast Enhanced Magnetic Resonance Imaging (DCE-MRI) Scans Predict 10-Year Recurrence. Clin Cancer Res, 2020, 26 (4): 862-869.

68. Mumin N A, Hamid M T R, Hamid S A, et al. MRI Breast: Current Imaging Trends, Clinical Applications, and Future Research Directions. Curr Med Imaging, 2022.

69. Pistel M, Laun F B, Bickelhaupt S, et al. Differentiating Benign and Malignant Breast Lesions in Diffusion Kurtosis MRI: Does the Averaging Procedure Matter? J Magn Reson Imaging, 2022, 56 (5): 1343-1352.

70.Yang Z L，Li Y，Zhan C A，et al.Evaluation of suspicious breast lesions with diffusion kurtosis MR imaging and connection with prognostic factors. Eur J Radiol，2021，145：110014.

71.Bilal Ahmadani M A，Bhatty S，Abideen Z U，et al.Imaging in Breast Cancer： Use of Magnetic Resonance Spectroscopy.Cureus，2020，12（8）：e9734.

72.Rouvière O，Cornelis F，Brunelle S，et al.Imaging protocols for renal multiparametric MRI and MR urography：results of a consensus conference from the French Society of Genitourinary Imaging. Eur Radiol，2020，30（4）：2103-2114.

73.徐俏宇，孙宏亮，徐妍妍，等.磁共振小视野弥散加权成像技术在影像诊断中的研究进展.磁共振成像，2017，8（07）：556-560.

74.苏文婷，徐敬慈，饶敏，等.非对比增强与对比增强MRA在肾动脉成像的对照研究.中国医学计算机成像杂志，2020，26（01）：45-50.

75.李璐，王海屹，潘晶晶，等.体素内不相干运动扩散加权成像在肾脏良恶性肿瘤鉴别诊断中的初步应用.

中华医学杂志，2015，95（15）：1153-1157.

76.Liu C，Liang C，Liu Z，et al.Intravoxel incoherent mo-tion（IVIM）in evaluation of breast lesions：compari-son with conventional DWI.Eur J Radiol，2013，82（12）：e782-e789.

77.王逸敏，刘爱连，刘静红.磁共振动脉自旋标记技术在肾脏的应用进展.中国医学影像技术，2016，32（08）：1298-1301.

78.杨正汉，冯逢，王霄英.磁共振成像技术指南.北京：人民军医出版社，2007.

79.Panebianco V，Narumi Y，Altun E，et al.Multiparamet-ric Magnetic Resonance Imaging for Bladder Cancer：Development of VI-RADS（Vesical Imaging-Reporting And Data System）.Eur Urol，2018，74（3）：294-306.

80.Juri H，Narumi Y，Panebianco V，et al.Staging of blad-der cancer with multiparametric MRI.British Journal of Radiology，2020，93（1112）：20200116.

81.Caglic I，Panebianco V，Vargas H A，et al.MRI of Bladder Cancer：Local and Nodal Staging.J Magn Reson

Imaging，2020，52（3）：649-667.

82. van der Pol C B，Chung A，Lim C，et al.Update on multiparametric MRI of urinary bladder cancer.J Magn Reson Imaging，2018，48（4）：882-896.

83. Lim K K，Noe G，Hornsey E，et al.Clinical applications of 3D T2-weighted MRI in pelvic imaging.Abdom Imaging，2014，39（5）：1052-1062.

84. Meng X，Hu H，Wang Y，et al.Application of bi-planar reduced field-of-view DWI（rFOV DWI）in the assessment of muscle-invasiveness of bladder cancer.Eur J Radiol，2021，136：109486.

85. Turkbey B，Rosenkrantz A B，Haider M A，et al.Prostate Imaging Reporting and Data System Version 2.1：2019 Update of Prostate Imaging Reporting and Data System Version 2.Eur Urol，2019，76（3）：340-351.

86. 王慧慧，李玮，王蕊，等.基于第2版前列腺影像报告和数据系统的前列腺多参数MRI技术要求.肿瘤影像学，2016，25（02）：106-110.

87. Liu Y，Wang X，Cui Y，et al.Comparative Study of Monoexponential，Intravoxel Incoherent Motion，Kurto-

sis, and IVIM−Kurtosis Models for the Diagnosis and Aggressiveness Assessment of Prostate Cancer. Front Oncol, 2020, 10: 1763.

88. Caglic I, Povalej Brzan P, Warren A Y, et al. Defining the incremental value of 3D T2−weighted imaging in the assessment of prostate cancer extracapsular extension. Eur Radiol, 2019, 29 (10): 5488−5497.

89. 叶锦棠, 蔡文超, 王岳, 等. 体素内不相干运动扩散加权成像对前列腺癌的诊断价值. 放射学实践, 2014, 29 (05): 474−476.

90. Expert Panel on Urologic Imaging, Coakley F V, Oto A, et al. ACR Appropriateness Criteria? Prostate Cancer—Pretreatment Detection, Surveillance, and Staging. J Am Coll Radiol, 2017, 14 (5S): S245−S257.

91. Panebianco V, Villeirs G, Weinreb J C, et al. Prostate Magnetic Resonance Imaging for Local Recurrence Reporting (PI−RR): International Consensus − based Guidelines on Multiparametric Magnetic Resonance Imaging for Prostate Cancer Recurrence after Radiation Therapy and Radical Prostatectomy. Eur Urol Oncol,

2021，4（6）：868-876.

92.Jin T，Deng Z P，Liu W F，et al.Magnetic resonance imaging for the assessment of long bone tumors.Chin Med J（Engl），2017，130（21）：2547-2550.

93.Grande F D，Santini F，Herzka D A，et al.Fat-suppression techniques for 3-T MR imaging of the musculoskeletal system.Radiographics，2014，34（1）：217-233.

94.Expert Panel on Musculoskeletal Imaging.ACR Appropriateness Criteria? Primary bone tumors.J Am Coll Radiol，2020，17（5S）：S226-S238.

95.Carrino J A，Khurana B，Ready J E，et al.Magnetic resonance imaging-guided percutaneous biopsy of musculoskeletal lesions.J Bone Joint Surg Am，2007，89（10）：2179-2187.

96.Gemescu I N，Thierfelder K M，Rehnitz C，et al.Imaging features of bone tumors：conventional radiographs and MR imaging correlation.Magn Reson Imaging Clin N Am，2019，27（4）：753-767.

97.Thévenin-Lemoine C，Destombes L，Vial J，et al.Planning for bone excision in Ewing sarcoma：post-chemotherapy MRI more accurate than pre-chemotherapy MRI assessment. J Bone Joint Surg Am, 2018, 100 (1): 13-20.

98. Costelloe C M, Kumar R, Yasko A W, et al. Imaging characteristics of locally recurrent tumors of bone. AJR Am J Roentgenol, 2007, 188 (3): 855-863.

99. Chang C Y, Garner H W, Ahlawat S, et al. Society of Skeletal Radiology-white paper Guidelines for the diagnostic management of incidental solitary bone lesions on CT and MRI in adults: bone reporting and data system (Bone-RADS). Skeletal Radiol, 2022, 51 (9): 1743-1764.

100. Finkelstein D, Foremny G, Singer A, et al. Differential diagnosis of T2 hypointense masses in musculoskeletal MRI. Skeletal Radiol, 2021, 50 (10): 1981-1994.

101. Verstraete K L, Woude H J V, Hogendoorn P C, et al. Dynamic contrast-enhanced MR imaging of musculoskeletal tumors: basic principles and clinical applications. J Magn Reson Imaging, 1996, 6 (2): 311-

321.

102.Degnan A J, Chung C Y, Shah A J. Quantitative diffu-sion-weighted magnetic resonance imaging assessment of chemotherapy treatment response of pediatric osteo-sarcoma and Ewing sarcoma malignant bone tumors. Clin Imaging, 2018, 47: 9-13.

103.中华医学会影像技术分会, 中华医学会放射学分会. MRI检查技术专家共识. 中华放射学杂志, 2016, 50 (10): 724-739.

104.Tsukamoto S, Mavrogenis A F, Langevelde K van, et al. Imaging of Spinal Bone Tumors: Principles and Practice. Curr Med Imaging, 2022, 18 (2): 142-161.

105.Zhang E, Li Y, Xing X, et al. Intravoxel incoherent motion to differentiate spinal metastasis: A pilot study. Front Oncol, 2022, 12: 1012440.

106.Lang N, Yuan H, Yu H J, et al. Diagnosis of Spinal Lesions Using Heuristic and Pharmacokinetic Parame-ters Measured by Dynamic Contrast-Enhanced MRI. Acad Radiol, 2017, 24 (7): 867-875.

107. Morales K A, Arevalo-Perez J, Peck K K, et al.Differentiating Atypical Hemangiomas and Metastatic Vertebral Lesions: The Role of T1-Weighted Dynamic Contrast-Enhanced MRI. AJNR Am J Neuroradiol, 2018, 39 (5): 968-973.

108. Chokshi F H, Law M, Gibbs W N.Conventional and Advanced Imaging of Spine Oncologic Disease, Nonoperative Post-treatment Effects, and Unique Spinal Conditions.Neurosurgery, 2018, 82 (1): 1-23.

109. Guan Y, Peck K K, Lyo J, et al.T1-weighted Dynamic Contrast-enhanced MRI to Differentiate Nonneoplastic and Malignant Vertebral Body Lesions in the Spine. Radiology, 2020, 297 (2): 382-389.

110. Chen Y, Zhang E, Wang Q, et al.Use of dynamic contrast-enhanced MRI for the early assessment of outcome of CyberKnife stereotactic radiosurgery for patients with spinal metastases.Clin Radiol, 2021, 76 (11): 864.e1-864.e6.

111. Pozzi G, Albano D, Messina C, et al.Solid bone tumors of the spine: Diagnostic performance of apparent

diffusion coefficient measured using diffusion-weighted MRI using histology as a reference standard.J Magn Reson Imaging，2018，47（4）：1034-1042.

112.Gibbs W N，Nael K，Doshi A H，et al.Spine Oncology：Imaging and Intervention.Radiol Clin North Am，2019，57（2）：377-395.

113.Albano D，Messina C，Gitto S，et al.Differential Diagnosis of Spine Tumors：My Favorite Mistake.Semin Musculoskelet Radiol，2019，23（1）：26-35.